双極性障がい（躁うつ病）と共に生きる

—病と上手につき合い幸せで楽しい人生をおくるコツ—

加藤伸輔

星　和　書　店

Seiwa Shoten Publishers

2-5 Kamitakaido 1-Chome
Suginamiku Tokyo 168-0074, Japan

はじめに

あなたの「うつ」は本当に「うつ病」が原因ですか？

うつを何度も繰り返してしまい、いつまでも治らないとしたら、あなたは「うつ病」ではなく「双極性障がい」かもしれません。

「うつ病が原因でも双極性障がいが原因でもいいから、とにかくうつ状態を何とかしてほしい」と思うかもしれません。しかしそれは危うい考え方です。うつ病と双極性障がいでは治療方法がまったく異なるからです。うつ病と同じ治療を続けてしまうと回復するどころか時間が経つにつれ悪化してしまいます。

私は双極性障がいと診断されるまでに十三年かかりました。自分に双極性障がいがあることを知らなかったことでたくさんのものを失ってしまいました。もっと早くわかっていたら人生は変わっていたかもしれません。私と同じ轍を踏まないでほしいという願いを込めて本書を書くことにしました。

本書は実体験を基に双極性障がいについてまとめました。構成は以下の通りです。

第一章では私の実体験を基に双極性障がいの症状について書いています。第二章では私が双極性障がいと診断されるまでの経緯をまとめました。うつを何度も繰り返してしまっている方が、双極性障がいの可能性もあるのではないかと考えてもらうきっかけになれば幸いです。

第三章では双極性障がいの治療についてまとめました。基本的な治療法に関する説明と自分自身の治療に対する考え方などを書いています。第四章では双極性障がいと上手につき合っていくコツについてまとめました。一般的な考え方からずれている内容があったり、すべての方にとって役に立つことではなかったりするかもしれません。しかし自分にとって役立ったことや考え方について書いてみました。第三章、第四章の内容は、双極性障がいの方にとってだけでなく幅広く精神障がいを抱えている方にとっても役立つ内容かと思います。ぜひご一読いただければ幸いです。

第五章では当事者の方へのインタビューをまとめました。他の方が双極性障がいとどう向き合っているか、どのように対応しているかを知るのはとても有意義なことです。インタビューをさせてもらい新たな気づきがありました。

双極性障がいは早期発見、早期治療をすれば怖れる病気ではありません。双極性障がいと上手につき合いながら穏やかで楽しい人生を送っていくこともできます。本書がみなさまにとって少しでもお役に立てば幸いです。

なお本書では参考文献のタイトルなどを除いて「障害」を「障がい」と表記しています。

平成二十五年十二月

加藤　伸輔

目次

第一章　双極性障がいとは

最近うつ病に関しては多くの書籍が出版され、テレビなどでもよく取り上げられているのでご存じの方も多いでしょう。しかし双極性障がいと聞いてもこの病気のことを知っている方は少ないかもしれません。

双極性障がいはかつて「躁うつ病」といわれ、統合失調症とともに二大精神疾患の一つとされてきました。躁状態とうつ状態を繰り返す病気です。

双極性障がいは大きく分けてⅠ型とⅡ型があります。入院するほどひどい躁状態があると双極性障がいⅠ型と診断されます。入院するほどではない躁状態（軽躁状態）を繰り返すものは双極性障がいⅡ型と診断されます。軽躁状態というと軽い躁状態とイメージするかもしれませんが実はそれほど軽いものではありません。場合によってはⅠ型以上に社会的、経済的に苦しい立場に追い込まれてしまう可能性があります。

双極性障がいⅡ型の人は、うつ状態のときに病院へ行くことが多いそうです。うつ状態が治まってくると医師も本人も治ったと思い込んでしまい、発見が遅れることが多いのです。実際に私もそうでした。双極性障がいの確定診断を得るまで平均九・六年かかるといわれています。しかし、双極性障がいは発見が遅れるほど本人にとっても周りにとっても被害が大きくなってしまう病気です。早期発見により双極性障がいによる二次被害を予防することが大切です。

私はうつ病、統合失調症という診断を経て双極性障がいⅡ型という診断に辿り着きました。双極性障がいと診断されるまでに十三年かかりました。早期に発見することの難しさを実感しています。

双極性障がいに関してもっと詳しく知りたい方はぜひ専門家が書かれた本をご一読ください。『双極性障害——躁うつ病への対処と治療』（加藤忠史、筑摩書房、二〇〇九）という本がとてもわかりやすいです。

双極性障がいには大きく分けて躁状態の症状、うつ状態の症状があります。

一．躁状態の症状

私の躁状態の症状として、誇大妄想、睡眠時間の減少、多弁、急速な思考、注意力散漫、活動量の増加、食欲減退、苛立ちが挙げられます。これらの症状を私の実体験を交えてご紹介します。

❖誇大妄想

誇大妄想と聞くとどのようなことをイメージしますか？

「仲の良い友達が一万人いる」とか「世界を征服できる力を持っている」というようなものを思い浮かべるかもしれません。しかし私の妄想はそこまで突き抜けたものではありません。もっと身近な妄想です。誇大妄想というより自信に満ち溢れているという感覚の方が合っているかもしれません。

まだ数回しか行ったことのない居酒屋なのにすでに上客気分になってしまいます。自分が行かないとこのお店はつぶれてしまうから、もっとＶＩＰ待遇してもらわなくては困るという態度になるのです。もちろんＶＩＰ待遇されるほどのお金は使っていませんし、行かなくなったからといって店が傾くこともありません。

せっかく依頼してくれた仕事なのに、こんな小さい仕事は自分のやることではないと断ってしまったこともありました。そんな相手に二度と依頼はしないでしょう。身近な誇大妄想は信頼関係を断ち切ってしまいます。

実際にあったことを何倍にも誇張して話すようになったり、やみくもに自分を正当化するようにもなります。

あとから誇大妄想だったと思えることでも、そのときにはまったく自覚できません。

誇大妄想は根拠のない自信から始まってきます。普段より妙に自信が湧いてきていると感じたら、躁状態へ向かっているサインと考えてもよいのかもしれません。

❖睡眠時間の減少

私の睡眠時間はだいたい六〜七時間ですが、躁状態のときは二〜三時間になってしまいます。眠れないというよりは寝る時間がもったいないという気持ちになってしまうのです。

躁状態のときは布団に入って寝るのではなく、イスに座りながらうとうとするだけになります。起きていられるだけ起きていて、パタンと電池が切れるように寝落ちしてしまったこともありました。あるときは食事をしている最中に寝てしまい、目が覚めるとズボンが醤油まみれだったこともあります。

しかも眠気を引きずることなく起き上がることができてしまいます。睡眠時間が短いにもかかわらず十分に眠った気になり、全身に力がみなぎるのです。

❖多弁

躁状態のときには話をするのが気持ちよくなり止まらなくなります。普段は周りの状況に適した声のトーンやボリュームで話すことができるのですが、多弁になるとお構いなしになってしまいます。

途切れなく話すので相手との会話が成り立ちません。相手が話してきてもすぐに自分の話に戻してしまいます。周りの人が自分の話に興味をもって楽しんでいると一人酔いしれてしまっているようです。周りの人は早く会話を止めたいと思っていても、私の話が途切れないために立ち去ることができないのでしょう。

多弁になっていることは自分では気づけませんでした。むしろ面白い話ができて調子が良いと思ってしまいます。

躁状態だったときにインターネットラジオでＤＪをやっていたことがあります。最近になって録音しておいたものを聴き直してみたのですが、あまりの多弁ぶりに驚いてしまいました。

❖急速な思考

急速な思考というのは、頭が冴え次々と新しい考えが浮かんでくるような状態です。初めのうちはアイデアが次々と出てきて、つじつまも合っています。企画の仕事などではとても活かせる能力かもしれません。

しかし躁状態がひどくなってくると話が飛躍してしまい、相手がついていけなくなってしまうのです。私としては、なぜこのような素晴らしいアイデアを周りの人たちは理解できないのかと思うようになります。そして彼らを愚かしく感じるようになり、いらいらしてトラブルにつながってしまうのです。

私は不動産登記や相続にかかわる仕事をしていました。ある日、古物商とソフトウェア開発の仕事が本業と密接に関係があるという考えが浮かびました。そして古物商の許可証をとったりパソコンやソフトをたくさん買ってしまったのです。もちろんそれらの仕事には関係がありません。結局、無駄な出費だけが残りました。

急速な思考の怖いところは浮かんだアイデアを実現させようとして行動に出てしまうことです。その行動が自分にとっても他人にとっても困った状況を生み出してしまうのです。

❖注意力散漫

躁状態になると集中力が続かなくなってきます。はじめのうちは集中力がなくなるというよりは、いろいろなことによく気がつくという感覚です。しかしだんだん中途半端になっていきます。何かしなければならないという焦りだけが強くなるのですが、何にも手が付けられなくなってしまいます。完全にガス欠状態なのにひたすらアクセルを全開に踏み込んでしまっている感じです。また注意力が散漫になってしまうと外からの刺激に対してとても敏感になります。電話が鳴り出すだけで作業に手がつかなくなってしまいます。躁状態がひどくなっていくにつれ、もっとわずかな刺激で気が散ってしまいます。隣に座っている人の呼吸や視界に動くものが入るだけでいらいらしてくるのです。

❖活動量の増加

朝四時頃から活動を開始します。躁状態のときは目覚めがよく、目が開いたと同時に起き上がることができます。To Doリストを作りさっそく作業に取り掛かります。疲れを感じないので休むことなく動き回ります。リストアップしておいた用事を次々に片づけてしまえるのです。

おそらく安定状態のときに比べて倍は活動しています。うつのときは自分でも驚くほど動くことができなくなります。その分を取り戻すために動いているという側面もあるようです。

活動量が増えるにつれ、やらなくてはならない用事を片づけるというよりも活動するために用事を作っていくようになっていきます。しかし徐々に注意散漫になってくるので結局何もかもが中途半端になってしまうのです。

活動的になるのは悪いことではありませんが度が過ぎるのは危険です。身体的には疲れているのに、脳がそれを察知できないので極度の疲労が溜まってしまうのです。うつ状態に陥ったときはその反動でまったく動くことができなくなってしまうのかもしれません。

❖食欲の減退

躁状態のときは食欲がなくなります。気分が安定しているときは一日三食なのですが、躁状態になると一日一食でよくなります。コンビニのおにぎり二個だけでお腹が満たされ、あとは水分だけ取っていれば大丈夫になってしまうのです。そんな状態が何日も続くので体重は減少していきます。

私はうつ状態と躁状態での体重差が十キロ以上ありました。ウエストサイズでいうと七十九〜八十九センチくらいの差です。服のサイズがぜんぜん違ってくるので、M、L、XLとさながら洋服屋のような品ぞろえになってしまいました。

今は何とかコントロールできているので体重はほぼ安定しています。しかしいつ大きな体重変動を来してしまうかという不安があり、サイズ違いの服をどうしても捨てることができません。最近は安定しているのでようやく断捨離できそうです。

❖苛立ち

躁状態というと、気分爽快でハイテンションになるようなイメージを持っている方が多いかもしれません。しかしいらいらしたり不機嫌になったりする躁状態もあります。これは双極性障がいⅡ型に多いそうです。私はどちらかというといらいらするタイプです。躁状態になってもハイテンションになる期間はとても短く、ほとんどいらいらの期間が続きます。些細なことで苛立ち、けんかになることもありました。けんかの理由は正論なことが多いのです。質が悪いのは正論過ぎるために、そこまで言う必要がないくらい徹底的に相手を攻撃してしまうことです。普段ならうまく折り合いをつけられることでも怒りのコントロールができなくなってしまうのです。

苛立ちが激しくなると人間関係は断ち切れてしまいます。私は携帯電話のアドレスを全部消すことを何度となく繰り返してしまいました。継続した人間関係を築けませんでした。学生からの友人で今でも連絡を取ることができるのはただ一人です。

躁状態とうつ状態、どちらになっても苛立ちますが躁とうつでは苛立ちの向きが違う感じがします。躁状態のときは外へ、うつ状態のときは自分自身に向かうことが多いです。

❖浪費

躁状態になると気前がよくなります。昔からどちらかというとけちな性格なので、わりと質素な生活を心がけていました。しかし突然お金を使いたくなります。何か目的のためにお金を使うのではなく、躁状態のときはお金を使うことが目的になってしまうのです。よくあったのは理由もなく人に物をあげることでした。五百円のハンカチや千円の靴下を一度に三十個以上購入し、取引先の方や行きつけのお店のお客さんに配りまわったことがありました。その他にもライブのチケット、クロムハーツの指輪、ハミルトンの時計、フェリージのバック、ブルガリのボールペン……挙げたらきりがありません。それほどお金がなかったので自動車や不動産などはプレゼントしませんでした。稼ぎが少なくてよかったです。

お酒にもだいぶお金を使いました。新宿のゴールデン街や横浜の野毛界隈が好きで、お気に入りのお店が見つかると毎日のように通い詰めました。気前がよくなって店員さんやお客さんに理由もなくご馳走していました。

夜中まで飲み歩き、家に戻って二時間ぐらい仮眠をとります。明け方にまた同じお店に行って気付けの一杯を飲むというようなこともありました。ほとんどアルコール依存症でした。

キャバクラにも頻繁に行きました。三時間で十万円使うことも度々ありました。そのお金があったらおいしいものを食べたり好きな洋服を買ったりすることができたのに、と今では残念な気持ちです。

ギャンブルにはまったく興味がないので助かりました。ただギャンブルに近かったのはハンゲームというオンラインゲームです。アバターのガチャを回すのにわずか五分で一万円を使ってしまったことが度々ありました。ガチャだけで月に五万円は使っていました。もったいないようですが、そのときはとても気持ちよかったのです。

遊ぶためにお金を使うというよりも、お金を使うために遊ぶという感覚でした。お金を使うことが気持ち良く快感だったのです。

これらの症状はそれぞれが独立したものではなく連鎖的になっています。睡眠時間が短くなるにつれ注意散漫にもなってきます。急速に頭が回転してくると多弁にもなります。誇大妄想がひどくなることで気が大きくなり、浪費も激しくなるのでしょう。そしてすべてが絡まりあって困った結果を生み出してしまうのです。

二．うつ状態の症状

私のうつの症状は、抑うつ気分、興味・喜びの喪失、過眠、過食、身体の異常、感覚過敏、思考力の低下、活動量の減少、苛立ち、幻聴などがあります。

❖抑うつ気分

誰でも何か悲しいことやつらい思いなどが原因で抑うつ気分になります。しかし双極性障がいの抑うつ気分にはちょっと違ったところがあります。直接的な原因がなくても抑うつ気分がやって来てしまいます。原因があったとしても普通なら何日も引き摺らないような些細なことをきっかけに長期間にわたり抑うつ気分になってしまいます。私の場合、天気が悪いとか探し物が見つからないというような些細なことが引き金になってしまうのです。

私が世の中で最も恐れているのは、抑うつ気分だと言っても過言ではありません。いくら抑うつ気分がひどくても仕事はしなければなりません。藁にもすがる思いでいろいろ試したのを思い出します。

その中の一つにライトボックスがあります。抑うつ気分に有効だという情報をインターネットで見つけました。ライトボックスというのは簡単にいうと一万ルクスの光を発する蛍光灯が入っている箱です。朝起きたときに数十分その光を至近距離から見ることによって脳を覚醒させて抑うつ気分を解消させるというものです。また電源をつけたまま作業することで脳が活性化され作業効率も上がるという説明がありました。四万円もしましたがさっそく買ってみました。たしかに寝起きに光を見つめることで若干目が覚めましたし、ライトボックスをつけたまま作業をすることで何とか仕事をすることができたときもあり、効果は実感できました。本当なら朝起きてすぐに太陽の光を浴びるのが一番だと思います。残念ながら私の部屋には朝日が差し込みませんでした。目が覚めたらすぐに外へ出ればよいのでしょうが、抑うつ状態にあるとなかなか難しいのです。抑うつ気分がひどく、家から出られる状態でないときにはライトボックスは有効だと思います。ちなみに太陽の光は曇っていても十分な光量があるということなので、朝日がよく差し込むような場所ではライトボックスを使用しなくても大丈夫かもしれません。

一度抑うつ気分が始まるとなかなか抜け出せません。三カ月以上続くこともあります。経験的に抑うつ気分は時間が経てば治まってくるとわかっているのですが、渦中にいるときは永遠に続くように思えてしまうのです。

抑うつ気分をきっかけにうつ状態が悪化していきます。過眠や過食の原因は抑うつ気分を抜け出すための行動のような気がします。

人生を振り返ると三分の二以上がうつ状態でした。その辛さに耐え続け、トンネルを抜けたときは本当に生きた心地がしました。しかし経験的に再びうつ状態になることがわかっているので、うつ状態のときに動けなかった時間を必死になって取り戻そうとしていました。安定状態のときの頑張りが躁を引き起こす原因だったのかもしれません。躁状態のときには、恐ろしいうつ状態が来ないうちにやれることをやってしまわなければならないという強迫観念もありました。

うつ状態のときは自分の時間を奪われてしまっている感じがします。私は齢に比べて若くみられることが多いです。この齢になるとうれしいことでもあるのですが、それは普通の人の三分の二しか生きている時間を実感できていないからかもしれません。

❖興味・喜びの喪失

私は音楽を聴くのが好きなのですが、うつ状態に入るとまったく聴くことができなくなってしまいます。むしろ音楽が雑音にしか聴こえなくなり苦痛になるのです。

興味や喜びがなくなると感情もなくなっていきます。私は状態が安定しているときは笑顔でいることが多いのですが、うつ状態になるとまったく笑顔が出なくなってしまいます。うつ状態のときに自分の顔を鏡で見ると、よい状態のときとはまるで風貌が異なっているので自分でも驚いてしまいます。そこにはまったく無表情の自分が写っているのです。うつ状態が深刻になっていくと喜びだけでなく悲しみの感情さえなくなってしまいます。音がまったくない空間と同じように、感情がまったくない状態も怖ろしいものです。

うつ状態になると過食や過眠の症状が現れますが、これは少しでも喜びや快感を得ようとするための行為なのかもしれません。

❖過眠

安定しているとき私の睡眠時間は概ね六〜七時間ですが、過眠状態に入ると十時間、ひどいときには十二時間以上になってしまいます。一週間仕事をすれば週末は疲れてしまい十二時間くらい眠ってしまうという人もいると思います。しかし、うつ状態の過眠はそういうものとは違うようです。うつ状態のときはいつまで経っても眠さが続いてしまいます。いくら眠っても疲労感はまったくとれません。むしろ眠ることで余計に疲れてしまうのです。

私見ですが、過眠になるのは躁状態のときに睡眠時間が少なくなった反動なのかと思います。人は生きている時間のうちおおよそ三分の一が睡眠に充てられるそうです。躁状態になってくると睡眠時間は三時間くらいになります。実際に計算したわけではありませんが一年の平均睡眠時間は八時間くらいになるかもしれません。私は生活リズムチェック表というものを記録しているので、いつかこれを基に調べてみようかなと思います。

また日照時間が短くなると睡眠時間は長くなります。私の睡眠時間が長くなるのは秋の初めごろから冬至にかけてです。そして毎年この時期にうつ状態がやってきます。うつ状態と睡眠時間には密接な関係があることを実感しています。

❖過食

うつ病の人は、うつ状態では食欲がなくなり食べることができなくなることが多いようです。双極性障がいの場合、食欲が減退する人もいますが、過食になってしまう人が多いとのことです。私もうつ状態になると過食になります。特にご飯やチョコレートなど糖質の多い食べ物を欲するようになります。一時的に血糖値をあげることで抑うつ気分を紛らわそうとしているのだと感じます。また、食べるという行為に喜びを感じようとしているのかもしれません。

自分でも驚いてしまうのですが、食後にもかかわらずブルボンのアルフォートファミリーパック一袋を一度に食べてしまうのです。食べるというより流し込むという方が合っているかもしれません。お腹が満たされると一時的に気分が軽くなります。毎日過食を繰り返しているものですから、みるみる体重は増加してしまいます。私は十キロ程度太ってしまうことが度々ありました。躁状態のときは十キロ痩せます。そのような大きな体重変動を何度も繰り返してきたので身体に大きな負担がかかっているのは間違いありません。双極性障がいは精神疾患ですが、身体的な病気の引き金になってしまうのです。そういう点においても双極性障がいは怖い病気です。

❖身体の異常

うつ状態になると身体に異常が起こります。

お腹が痛くなり動くことができず何度か救急車で運ばれたことがあります。しかし病院に行って検査を受けても異常はなく、ストレス性の急性大腸炎と診断されてしまうのでした。入院することはなく家に戻ってくるのですが、うつ状態がよくなってくるまで体調不良はずっと続いてしまいます。

その他にも寒気が続いてしまったり持病の頸椎椎間板ヘルニアが悪化してしまいます。

こういう身体症状がうつ状態の引き金になるのか、うつ状態になるから体調が悪くなってしまうのかはわかりませんが、身体と精神状態には密接な関係があると思います。

❖思考力の低下

うつ状態になると考えることが億劫になってしまいます。億劫というよりは考えることができないといった方が合っているかもしれません。

ある日うつ状態の中、家に食べるものがないのでどうしてもスーパーへ出かけなくてはならないことがありました。這いつくばってスーパーまで行くことはできました。しかし何を買ってよいのか考えることができなくなり三十分も悩んだ挙句、結局何も買うことができないまま家に帰ってきてしまったのを覚えています。

思考力が低下して何も考えることができないはずなのに、調子が悪い、辛い、死にたいというようなことは頭の中を駆け巡ってしまうのです。

思考力が低下しているときは頭痛のような痛みはないのですが、後頭部を強く抑えつけられている感じがします。何とかしたいといろいろ試すのですがどうしようもありません。

❖活動量の減少

慢性的な疲労感が続き、睡眠時間も多くなるので活動量も少なくなります。活動量が減っても動けるうちはまだよいのですが、ひどくなってくるとほとんど動くことができなくなってしまいます。

朝に目が覚めても起きることができず、布団の中でだらだらします。ようやく昼頃に動くことができるようになっても、食事をするだけで精一杯です。そのまま夜まで横になり、晩御飯を食べてまた寝てしまいます。疲れが取れるどころかますます疲れが溜まっていきます。そういうことを繰り返しているものですから、ますます太ってしまいます。生きる屍のようでした。

❖苛立ち

うつ状態の苛立ちの原因は感覚過敏によるものが多いです。私の場合、特に臭いと音に過敏になります。例えば普段は気にならない、ちょっと離れたところにいる人の臭いや鼻息にさえいらいらしてしまうのです。

躁状態でもうつ状態でも苛立ってしまうのですが、うつ状態のいらいらは自分へ向かうことが多いです。なぜこんな些細なことでいらついてしまうのだろうと思うのですが、その気持ちがなおさら自分をいらつかせてしまいます。負のスパイラルに巻き込まれてしまうのです。

❖幻聴

幻聴というと統合失調症の症状という感じがしますが、統合失調症に限らずうつ状態がひどいときには現れるということです。私は一年半引きこもっていたときに一度だけ幻聴がありました。死を願われるような幻聴でした。

その後いろいろあり精神科に連れ込まれることになりました。医師に幻聴の話をしたところ、それが決め手となって統合失調症という診断を受けてしまったのです。この診断のおかげで、長い間、双極性障がいであることを見逃されてしまいました。もしこのときに双極性障がいだと診断されていたら、その後の人生は変わっていたのかもしれません。

三. 混合状態の症状

双極性障がいには混合状態というものがあります。不思議に思われる方もいるかもしれませんが、躁状態とうつ状態という正反対の症状が同時に現れてしまうのです。

躁転、うつ転に伴う混合状態というものがあります。躁転というのはうつ状態から数日間で躁状態に代わることです。うつ転はその反対を指します。このときの混合状態というのは、躁転やうつ転をする過程でうつと躁の気分が入り混じっている状態です。

通常とは異なる躁状態やうつ状態の特徴を意味する混合状態もあります。うつ状態なのに躁的な気分が入っているというような感じです。具体的に言うと、気分はとても落ち込んでいるのに焦燥感が強いというような状態です。

また、抗うつ薬を服用することで混合状態を引き起こしてしまうこともあるようです。混合状態というのは、このように錯乱状態に陥ってしまっているので自殺の危険性が高いと言われています。

私にも混合状態がありました。その人を大切にしたいという気持ちがあるのに、同時に殺してしまいたいくらい憎らしいという感情が湧き起こっていたのを覚えています。涙を流しながら大声で罵倒していました。頭の半分ではこんなことをしてはいけないとわかっているのに、どうしても止めることができないのです。二つの感情が頭の中でせめぎあい、自分ではどうすることもできない錯乱状態でした。

四．ラピッドサイクラー

ラピッドサイクラーとは、一年に四回以上うつ状態と躁状態を繰り返すことをいいます。双極性障がいを治療しないままにしておくとラピッドサイクラーになっていくといわれています。また、抗うつ薬をきっかけにラピッドサイクラーになってしまうこともあります。

私は双極性障がいと診断され、きちんと治療を受けるまでに長い時間がかかりました。その間にいろいろな抗うつ薬を飲んできてしまいました。ラピッドサイクラーになってしまう要因は重なっています。昔は概ね一年に一度のサイクルで躁状態とうつ状態がやってきていたように思います。しかし、最終的には毎週のように気分が交代していたようです。まったくコントロールできなくなってしまいました。今日仕事ができても、明日まったく仕事ができなくなるかもしれないという恐怖心が常につきまとっていました。

私はラピッドサイクラーを止めることはできませんでした。今でもラピッドサイクラーだと思います。一度なってしまうとどうしようもないようです。ただ、できるだけ早めに対処し躁うつの波の振幅を小さくすることで、多少なりともコントロールできるようになっている気がします。

ラピッドサイクラーになってしまうと躁うつの波を安定させるのは難しくなってしまいます。そうなる前に双極性障がいを発見することが大切です。

第二章　私の双極性障がい

私が初めて病院へ行ってうつ病と診断されてから双極性障がいの診断に辿り着くまでに十三年かかりました。このことからもわかるように、診断を受けたときが病気の発症ではありません。発症したのはずっと前で、もしかしたら子どもの頃にはすでに双極性障がいだったのかもしれません。

この章では、私が双極性障がいと診断されるまでの半生を振り返っていきます。もし似たような経験が多いとしたら、あなたも双極性障がいかもしれません。

❖思春期

自分が少し周りの人とは違うと感じ始めたのは思春期の頃でした。子どもの頃から気性が激しく浮き沈みの多い性格と言われてきました。激しい怒りとひどい落ち込みが繰り返しやってくるのです。自分でもなぜこんなに落差があるのかわかりませんでした。周りの人は私をただ扱いづらい子どもだと思っていたことでしょう。ほとんどの時間は憂うつな気分でしたが、突発的に自己抑制が効かず感情を爆発させてしまうのでした。そういう子どもでしたから、人はどんどん離れて行ってしまい一人でいることが多かったです。

小学五年のときのことです。私の小学校では毎週、朝の時間に全校生徒が集まるレクリエーションの時間がありました。ある日、面白くないゲーム（当時の私はそう思ってしまっていました）だったので集会委員をひどく罵倒してしまいました。いくら面白くないとはいえ、それを口にするのはよくありません。そういうこともわかる年頃です。当時、児童会の副会長を務めていたものですからなおさらです。しかし、あまりに感情が高まっていて抑えることができませんでした。

後日、集会委員のクラスに呼び出され謝罪するよう求められました。四十人の児童に非難の言葉を浴びせられる中、ひたすら詫びていたのを覚えています。

それ以来、私は目立たないよう努めました。突発的に訪れる感情の高ぶりで身を滅ぼしかねないと思ったのです。人となるべく深く接しないようにしました。不思議なことに目立たなくなると人が近寄ってきました。しかしあまりうれしいことではありませんでした。自分を抑えつけながら人とつき合うことほどストレスの溜まることはありません。

最近わかったのですが、私はＡＤＨＤ（注意欠如／多動性障害）の可能性があります。確定診断は受けていませんが、ＷＡＩＳ-Ⅳ知能検査など種々の検査や過去の記録から明らかになりました。

双極性障がいとＡＤＨＤは併発をしている可能性が高いと指摘する専門家もいます。

❖青年期

青年期のほとんどの時間は憂うつな気分でした。人と関わらないようにしてきたことも影響していたのかもしれませんが、すでに双極性障がいのうつ状態だったような気がします。時々、きっかけもないのに信じられないくらいハイテンションになることもありました。躁状態だったのでしょう。

気持ちを打ち明ける友人もいなかったので、自分の内面に目が向くようになりました。うつ状態から何とか解放されたかったのかもしれません。自分の存在意義や生きるとは何かということについてよく考えていました。

その頃、自分は境界性パーソナリティ障がいなのかもしれないと思っていました。境界性パーソナリティ障がいというのは、現実と妄想（考え過ぎ）の区別がしっかりついている状態と、現実と妄想の区別がまったくついていない状態の境界線上に思考があり、その人の持つ性格的な問題のために相当な生きづらさを抱えてしまう障がいです。対人関係、自己像、感情が不安定で、著しい衝動性が出てしまいます。

双極性障がいと境界線パーソナリティ障がいの症状はとても重複しているので、間違われて診断されてしまうこともあるそうです。もし境界線パーソナリティ障がいと診断されている方がいるとしたら、双極性障がいの可能性があるかもしれません。

振り返ってみると、私は青年期から双極性障がいを発症していたのかもしれません。双極性障がいのうつ状態と躁状態が繰り返されることで不安定な自己像を持ってしまったのでしょう。感情のコントロールができず自傷行為もしてしまいました。

また、自分の状態が季節によって影響されていると感じていたこともあり、『季節性うつ病』（ノーマン・E・ローゼンタール、講談社現代新書、一九九二）という本を何度も読み返していました。秋から春までは調子が悪く、夏は比較的調子がよかったのです。当時八月に行われる地元のお祭りを楽しみにしていました。お祭りと気分の軽さが重なっていたからだと思います。お祭りが終わるとまたうつ気分に引き戻されるのでした。

不安定な自分の状態を何かの病気に当てはめることで安心したいという気持ちがあったようで

す。一度精神科の病院に行ってみた方がよかったのかもしれません。残念ながら当時は今ほど気軽に精神科へ行ける感じではありませんでした。

高校三年のときに初めて二人の親友ができました。彼らには自分の気持ちを素直に話すことができ、彼らはそれに共感してくれました。しかし躁状態が来てしまったことで、せっかくできた信頼関係も壊れてしまいました。

ある夏にその親友の一人とバーベキューを企画しました。しかし彼が集めるはずだった人数が足らず、費用の一部を私たちで負担しなければならなくなってしまったのです。大した金額ではなかったのですが、私は彼をひどく罵倒しました。それをきっかけに疎遠になっていき、彼との縁は切れてしまいました。それほどの激昂でした。彼のような友人は二度とできないと思うと残念でなりません。

うつ状態のときは自己嫌悪のかたまりでした。自分でも嫌いな自分のことを受け入れてくれる人なんていないとしか思えませんでした。しかしうつ状態が軽くなっていくと、何も状況が変わっていないにもかかわらず自信が出てくるのです。そういう時期には彼女ができました。しかし残念ながら軽躁状態は長続きしません。うつ状態に戻ってしまい別れがやってきます。出会ったときと調子を崩したときの私があまりにもかけ離れていることに彼女は戸惑いを隠せなかったことでしょう。

❖三人の自分

『24人のビリーミリガン』という本があります。二十四人の人格を持つ多重人格者・ビリーミリガンについて書かれています。学生時代にこの本を読んだのですが、共感する部分が多々あり驚いたのを覚えています。私は多重人格者ではありませんが、複数の人格が自分の中にいるという感覚がわかるのです。まだ病院にも通っていませんでしたし、ましてや双極性障がいとも診断されていない頃でしたが、当時すでに自分の中に三人の自分がいるような感覚がありました。

一人は自信がなく臆病で厭世的な自分。一人は自信に満ち溢れ社交的だけれど辛辣な自分。もう一人は穏やかで人を気遣うことのできる自分。その三つの人格が交互に現れるのです。

躁状態、うつ状態になるたびに人間関係を断ち切ってしまうので、出会ったタイミングによって私の印象はまったく違ったと思います。また長く付き合った人には、人の良さそうなところは見せかけで本性は悪い人間だという印象を持たれたと思います。自分自身でさえ自分のことがわかりませんでしたので致し方ありません。

自分の中に三人の自分がいるという感覚は自己の存在を曖昧にさせました。ずっとアイデンティティの確立ができず、不安定な自己像しか持てませんでした。このことが一層、自分を苦しめたのだと思います。その後、双極性障がいと診断されたことで、三人の自分がいるという感覚に納得ができ、ようやく自分の存在を認めることができました。

❖留年

大学生の頃には躁とうつの波がはっきりしてきました。私は留年して大学四年を二回やっています。大学三年までに卒論以外の単位はすべて取得していました。周りの人はまさか私が留年するとは思っていなかったでしょう。私自身、自分が留年することになるとは思いもよりませんでした。

一度目の大学四年のときは春から丸一年うつ状態が続いてしまいました。ほとんど学校に行けなくなってしまったのです。きっかけは彼女との別れでした。たしかに彼女との別れは辛いものです。しかし一年も動けなくなるとは自分でも信じられませんでした。大学院への進学も決まっていたのでなおさらです。結局まったく卒論に手が付けられず留年することになりました。

次の年の波は鮮明でした。二度目の大学四年の初め頃、前年のことが信じられないくらい調子を取り戻していました。寝込んでいた一年を取り戻そうと熱心に卒論に取り組みました。その上週三日、深夜のコンビニでバイトを始めたのです。さらに八月にはまだ卒論が途中だったにもかかわらず三週間ほど海外旅行に出かけてしまいました。

この頃までは躁状態だったのです。海外旅行から戻ってきてすぐうつ転してしまいました。ちょうど夏の終わりでした。そして前の年以上に調子を崩してしまったのです。

この年は二人で協同して卒論に取り組んでいました。結果的にほとんどの作業を相方に任すことになってしまいました。卒論発表のときだけ何とか這いつくばって参加したのを思い出します。彼には本当に迷惑をかけてしまいました。

振り返ってみると、この頃には完全に双極性障がいを発症していたようです。病院に行って診断を受けていなかっただけだと思います。「診断されたとき＝発症したとき」ではありません。双極性障がいを自分で気づくのは難しいことだと思います。しかし過去の事実に着目してみることが双極性障がいに気づくきっかけになるかもしれません。もしこれを読んでくださっている方が自分の人生を振り返り、気がかりなことがあるとすれば、医師に伝えてみてください。

❖結婚

大学を卒業して一般企業に就職しました。そこでまた大きな躁の波がやってきてしまいました。就職して三カ月も経たないうちに結婚してしまったのです。交際して三カ月でした。彼女は本当に魅力的な方だったので、ずっと一緒にいたいという思いはありました。しかしそこまで早く結婚してしまうとは思ってもみませんでした。

結婚をするにあたっていろいろと段取りが必要です。躁状態とはいえ親御さんへのあいさつをはじめ、結婚式場との打ち合わせなどはきっちりこなしました。そして無事に結婚式を終えました。ここが双極性障がいⅡ型の危険なところです。若干無理があることでもやり遂げてしまうのです。一見すればとても活動力がある頼もしい存在のように思えてしまいます。

案の定、結婚式を済ませた後うつ転してしまいました。躁状態における活動量が大きいほどうつ状態はひどくなります。私のうつ状態を見た彼女は驚きを隠せませんでした。出会った頃とはまったくの別人だったのです。

❖休職

結婚して一年と経たないうちに休職しました。結婚後、うつ状態ながらも何とか会社に行っていました。しかし二月に急遽トラブル処理のため一カ月の海外出張を命ぜられました。これが休職の直接的なきっかけでした。トラブル処理自体はそれほど大変なものではありませんでしたが、一番大きかったのは環境の変化です。ただでさえ調子を崩していた上、真冬の日本と真夏のようなスリランカの気候の変化に身体がついていきませんでした。うつ状態に拍車がかかってしまいました。急激な環境の変化はうつを助長させるようです。

トラブル処理を終えて帰国した直後、会社に行くことができなくなりました。妻に付き添われてクリニックへと向かいました。診断書を書いてもらい正式に休職することになったのです。ちなみに診断名は「自律神経失調症」ということでした。後に障害年金申請のため再度診断書を受け取りにいったのですが、そのときの診断書には「うつ病」と書かれていました。受診していたときは「うつ病」という診断名は聞きませんでした。「自律神経失調症」というのは休職のための体の良い診断名で主治医の気遣いだったのかもしれません。しかし患者に対しては正確な診断名を伝えてほしいものだと思います。

処方された薬はアモキサンとパキシルでした。受診してしばらくすると何事もなかったかのように元気になり、主治医も妻も大いに喜んでくれました。残念ながら薬物躁転だったのです。双極性障がいの人が、アモキサンのような三環系抗うつ薬やパキシルのようなＳＳＲＩ（選択的セロトニン再取り込み阻害薬）を飲むと躁転する可能性があるといわれています。また、急速交代型（一年に四回以上エピソードがある場合）の双極性障がいになってしまうことも指摘されています。私自身、アモキサンやパキシルを飲むようになってから気分の上がり下がりが激しくなったように感じています。

初診のときに、調子が良いときと悪いときを繰り返していることや大学を留年したことなどを伝えましたが、双極性障がいの可能性について指摘されることはありませんでした。十五年程前のことですから、精神科医も双極性障がいⅡ型についての理解が足りなかったのかもしれません。

❖資格試験

休職中に行政書士試験の勉強を本格的に始めるようになりました。会社が自分には合わないと思うようになったのです。

躁転の影響もあるかもしれませんが勉強ははかどりました。その年の試験は不合格でしたが、二年目には合格することができました。行政書士試験と併せて勉強していた土地家屋調査士試験にも合格できました。双極性障がいというと無謀な計画や行動をとるように思われがちですが、実際にはそうでもないような気がします。仮に行政書士や土地家屋調査士ではなく総理大臣になるというようなことを言い出したとしたら、周りの人も様子がおかしいと疑うかもしれません。しかし努力すれば手に届く目標だとなかなかわかりづらいものです。そして実際に合格してしまうわけですから、躁状態だったということはますますわからなくなります。自分自身、あのとき躁状態だったのどうかは未だによくわかりません。

❖退職

一年半の休職を経て退職することになりました。「うつ病の原因は仕事にある。この会社では自分は活かされない。もっと自分を活かせる仕事に就こう」という気持ちがありました。それと同時に、こんな自分がここで仕事をするのは申し訳ないという気持ちもありました。躁状態のときに湧く自尊心過大とうつ状態のときに現れる自己嫌悪が錯綜していたのです。混合状態にあったのかもしれません。

うつ状態のときは周りに迷惑をかけてしまって申し訳ないと思い続けるのに、躁状態になると周りの人たちを見下してしまうのです。自分の思考がぐるぐる変わっていくことに違和感を感じていました。しかし双極性障がいが原因だとは思ってもみませんでした。

誰にでも苦手なタイプの人はいるでしょう。しかし仕事であればそんな人とでもつき合っていかなければなりません。気分が安定しているときには苦手な人に対して上手に振る舞えるのですが、躁状態になってくると嫌悪感を隠すことができなくなってしまうのです。相手の些細なミスに対してひどく攻撃的になってしまうのでした。そして調子が悪くなり極端に自分のスペックが落ちると余計にひどく嫌味を言われるのです。人間関係の悪化も仕事を辞める原因でした。

❖浮気

私はおそらく浮気性ではありません（と信じたいです）。しかし一度だけ浮気をしてしまいました。退職後しばらく塾でアルバイトしていたときのことです。

浮気というのは普通、ばれないようにするものです。しかしそのときはわざとばれるような行動をとっていました。しばらくして浮気が発覚したのですが悪びれる様子もなく、それどころか逆に激昂していました。明らかにこちらに非があるのに、浮気を正当化していました。その後すぐうつ状態に陥りました。今度は涙を流しひたすら詫びていました。なぜ浮気をしてしまったのか自分でも理解できませんでした。

このように書いてしまうと、双極性障がいを理由に自己弁護しているようで気が引けます。双極性障がいがあってもなくても浮気をすることはあるかもしれません。しかし、あまりにもあからさまな行動をとっていたところが双極性障がいによるもののような気がします。浮気に留まらず、人格を疑われるような行為は他にもたくさんあったと思います。もともと自分はあまりよい人間ではないかもしれません。自分の中には悪い部分がたくさんあります。普段はそれを理性で抑えているのですが、躁状態になることで、たがが外れてしまうのです。双極性障がいが理性を失わせてしまうとしたら、それは何とかしなくてはなりません。

❖失敗

その後、資格を活かせる会社に就職したのですが、やはり躁とうつを繰り返してしまい長続きしませんでした。あるとき、退職と躁の波が重なってしまい独立開業をしたのです。一度目の事務所立ち上げでした。コネもないので仕事がなく収入の見込みはなかったのですが、開業するときは一筋の光のごとく見通しが立ち、成功するに違いないという確信を持っていたのです。その上、事務所立ち上げのため引っ越しもしました。しかしすぐにうつ転してしまったのです。数カ月後、廃業せざるを得ませんでした。

私は人受けがよく弁舌が立つ方なので人にかわいがられました。この頃ある会社の社長さんにとても気に入られ、いろいろ援助をしてもらっていました。しかしうつ転してしまい、恩を仇で返すことになってしまったのです。本当に取り返しのつかないことをしてしまいました。

廃業後、寝たきりになり食事もまともにできなくなりました。妻もどうすることもできません。離婚という選択肢を取らざるを得ませんでした。妻と私の両親が家に来ました。私は妻のご両親に謝ることしかできませんでした。まさかこのような結果になってしまうとは想像もしていませんでした。

彼女の人生において私との結婚は最大の失敗だったことでしょう。本当に申し訳ないことをしてしまいました。

❖ひきこもり

離婚の後、私は実家に運ばれて行きました。うつ状態と離婚のショックが重なり一年半のひきこもりが始まることになります。

ひきこもっている間はほぼ寝たきりでした。布団にカビが生えるということを初めて経験しました。月に一度入浴できればよいという状態でした。雨戸を閉めて部屋を真っ暗にして過ごしていたので、昼夜逆転というか昼なのか夜なのかわからなくなっていました。

こんな生活が続いていくと「ひきこもる」のではなく「ひきこもらざるを得ない」という感覚になっていくのでした。外の人たちに監視されているというような妄想を抱いてしまいました。また太陽の光を怖いと思うようになりました。そして「父親を殺して自殺しろ」という幻聴が聴こえるようになったのです。

ひきこもっている間に家族が病院に連れて行ってくれたら、もう少し早く立ち直っていたかもしれません。しかしそういう状況に直面したとき、家族は何をしていいかわからなかったのでしょう。もし病院に連れて行こうとしても自分が拒否をしていたかもしれません。一度ひきこもってしまうと家族だけではどうすることもできないのです。外部の人のサポートが必要なのだと思います。外部からのサポートがあれば、それをきっかけに状況が変わっていたかもしれません。今後、自分の経験を活かして引きこもりの方の支援ができたらと考えています。

❖統合失調症という診断

その頃、父親が自殺しました。自分に何かできることがあったのではないかと思うといたたまれない気持ちです。

双極性障がいには遺伝的要因と環境的要因があるといわれています。父親は病院に行ったことはないと思います。しかし彼の人生を考えてみると双極性障がいの可能性はあったような気がします。もし身内に双極性障がいのような症状を持っている方がいるとしたら、医師に相談してみるとよいかもしれません。

葬式が終わった後、家族に病院へ連れて行かれました。妄想や幻聴のことを話したところ、すぐに統合失調症と診断されました。

後にわかったことですが、うつ状態が重度の場合、妄想や幻聴が出てくることもあるそうです。妄想、幻聴があるということだけで統合失調症と診断するのは早計だったと思います。この診断が後々までずっと尾を引いてしまい、双極性障がいを見逃される結果になりました。

統合失調症と診断されたときは何の疑いもなく、ただ「これが統合失調症なんだ」と思いました。そして大量に処方された抗うつ薬と抗精神病薬を飲むことになったのです。

服薬することでひどい倦怠感と眠気、異常な食欲が出てしまうという副作用が出ました。唯一薬を飲んでよかったなと思えたのは、副作用のおかげで余計なことを一切考えられなくなったことです。

十二時間以上眠り続ける毎日でした。常に空腹感があり食べるというよりも胃に流し込むように食事をしていました。あっという間に体重が九十五キロになってしまいました。身長は一七四センチなのでどのくらい太っていたか想像できると思います。私は外見を気にする方でしたが、そんなことを気にする余裕さえありませんでした。ただ薬の副作用に従って日々を過ごしていました。激しい副作用のため一人で病院へ行くこともできず母親に連れ添ってもらいました。あのような状態になっても自分を支えてくれた母親には感謝しています。

❖社会復帰

もともと統合失調症ではなく双極性障がいなので、うつ状態から躁状態になることもあります。薬漬けになってもそのサイクルは変わりませんでした。あるとき、このままではいけないと思い社会復帰しようと考えるようになりました。

痩せなければ仕事ができないほど太っていたので、とにかくダイエットに取り組みました。具体的には徹底的に食事制限をしました。そのために薬を飲む量を減らしました。ある程度食欲を抑えることができるようになりました。

運動をすることが苦手だったので、代わりにスーパー銭湯へ通うことにしました。そこで三時間くらい過ごして徹底的に汗をかくようにしました。ダイエットは成功して一カ月後には十キロ減量することができました。相当無理のあるダイエットでした。躁状態だったからできたのだと思います。

少し動けるようになったので仕事を探し始めました。今までの経験を生かして土地家屋調査士事務所に入ることができました。いざ働き始めたのですが、薬の副作用でひどい眠気と手の震えがあり、仕事に集中することが難しかったり細かい作業ができなかったりしました。減薬の相談をしたのですが、主治医は聴く耳を持ってくれませんでした。そこで勝手に減薬してしまったのです。その結果かなり副作用が減り、何とか仕事をこなせるようになりました。

しかしこれが調子を崩す原因でした。入社して一年経った頃には躁うつの波はひどくなってしまいました。そして職場で起きた些細なトラブルも重なり退職することになります。

❖独立開業

退職を機に二度目の独立開業をすることにしました。コネもなく開業資金もないのに独立したのは躁状態だったからなのかもしれません。しかし今回は開業時から一緒に働いてくれる心強い方がいたり、周りの方々にも大いに助けてもらったので何とか仕事を続けていくことができました。

ただその頃には、私はすでにラピッドサイクラーになっていたようです。ラピッドサイクラーというのは一年に四回以上、躁とうつを繰り返す状態のことです。調子がよく意欲的に仕事をすることができたかと思うと、急にうつ状態に陥りまったく仕事ができなくなってしまうということを繰り返していました。

病院には行っていましたが相変わらず自分の判断で減薬していました。処方されている薬をすべて飲むと副作用がひどく、仕事ができなくなってしまったからです。それを主治医に伝えても相談には乗ってくれませんでした。主治医との信頼関係はまったくなくなっていました。

この頃は自分に障がいがあることを周囲に伝えることなく仕事をしていました。お客様の大事な財産を扱う仕事をする中で障がいを明かすことは信用を失ってしまうと考えたのでした。しかし一緒に仕事していた方々は私に精神疾患があることに薄々感づいていたと思います。

当時は障がいに負けてたまるかという気持ちだけで仕事をしていました。そのような中、約六年仕事を続けることになります。

事務所を立ち上げてからの私生活はひどいものでした。仕事を終えるとすぐに飲み屋へ向かい、おでんをつまみながら飲み始めます。その後にキャバクラへ行き女の子と他愛ない話をしながら飲みまくります。ぐでんぐでんになりながら行きつけのバーへ向かいマスターと話をしながら飲みます。閉店まで飲んだ後、マスターと一緒にスナックへ行き、愚痴を言いながら飲み続け、夜も明ける頃また飲み屋に向かい朝食を食べるのです。そうして少し仮眠をとり仕事に取りかかるのでした。そんな生活を週三回はしていました。あるときは仕事の途中で風俗店に寄ることもありました。抗うつ薬を飲んでいる方はわかるかもしれませんが、薬を飲んでいると副作用として性機能障がいが出てしまうことがあります。私も性欲はあるのにそれを満たすことができませんでした。ただ虚しいだけでした。

ラピッドサイクラーになっていて、明日の自分がどうなってしまうのかわからないという不安がありました。その不安を紛らわすために、そんなことをやっていたのかもしれません。もちろん、そういう行動が自分の症状をより悪化させたのは言うまでもありません。

❖破綻

リーマンショックの煽りを受けて仕事が少なくなってきました。そんなとき知り合いに声を掛けてもらい、事務所を移転することにしました。誰にも相談することなく即断してしまったのは躁状態だったからだと思います。一緒に働いていた方は家族がいたので東京に残ることになりました。自分の不安定さに不安がありましたが経済的に安定するための選択でした。

案の定、事務所を移転した後にうつ状態がやってきました。今度はサポートしてくれる人もいなかったので一人で何とかしなくてはなりません。うつ状態の中、期日までに仕事を完成させせなくてはならないのは大変なことでした。

気合を入れるため必死に自分の身体を叩き続けたのを覚えています。思考力も判断力も落ちていましたが、仕事上どうしても車の運転をしなくてはなりませんでした。いつ人をはねてしまうかわからない状態でした。事故だけは起こさなくて本当によかったです。

そんな具合で仕事をしていたので、どうしても期日に間に合わないことが出てきてしまいました。取引先からの信用はなくなっていきます。一度失ってしまった信用を取り戻すことは簡単ではありません。仕事がなくなり経済的にも苦しい状況に追い込まれ、融資の返済をするのがやっとになってしまいました。

経済的に苦しかったので移転してからは事務所で寝起きしていました。事務所には風呂がありません。銭湯に行くしかなかったのですが、それさえもままならない状況でした。給湯器のお湯をバケツに入れ身体を洗っていました。まともな食事をとる余裕もなくなってしまいました。弁当も買えなくなり、一日一食、レンチンごはんとサバの缶詰だけしか食べられない日が多くなってしまいました。

惨めな気持ちでした。一生懸命生きてきたのに、なぜこのようなことになってしまったのかと思いました。頑張れば頑張るほど堕ちてしまいました。うつ状態になることを自分の未熟さ弱さだと思い、必死になって戦ってきた結果がこんな生活だったのです。無念でした。

これ以上仕事を続けていくことは難しく、事務所を廃業し生活保護を受けることになりました。ちょうど東日本大震災があった年のことです。すべてを片づけて死ぬつもりでした。

❖双極性障がいと診断されるまで

いろいろな手続きが長引き、残務処理をするのに一年半かかりました。今から思えば、自分にとってこれは幸運でした。その間いろいろと考える時間を持つことができました。父親の自殺のことも思い返していました。「死ぬことはいつでもできる。でもまだ何かできることがあるかもしれない」と思えるようになりました。死ぬのが怖かったのかもしれません。

そういう気持ちになれて一番初めにしたのは、自分の障がいと向き合うことでした。当時診断されていた統合失調症に関する本を読み漁りました。読み進めていくほど自分は統合失調症ではないと思うようになってきました。

例えば一年半引きこもっていたときに幻聴はありましたが、それ以来一度もありませんでした。抗うつ薬や抗精神病薬を飲んでいてもなかなか状態はよくなりませんでした。自分はうつ病でも統合失調症でもないのではないかと思い至りました。

自分にとってとても役に立ったのは、『「うつ」がいつまでも続くのは、なぜ?――双極Ⅱ型障害と軽微双極性障害を学ぶ』(ジム・フェルプス、星和書店、二〇一二)と『双極性障害――躁うつ病への対処と治療』(加藤忠史、筑摩書房、二〇〇九)という二冊の本でした。何度もうつを繰り返している私は、『「うつ」がいつまでも続くのは、なぜ?』というタイトルにとても引き寄せられました。この本は自分の抱いている疑問に対して的確に答えてくれました。私の今までの人生そのものがそこに書かれていたのです。私は自分が双極性障がいであるということを確信しました。

しかし、自分が双極性障がいの可能性があるということを当時の主治医に話しましたが聞く耳をもってもらえませんでした。それどころか私が妄想を抱いているような目つきをしていました。なぜ双極性障がいではないのかと質問をしても明確に答えてはくれません。今まで統合失調症と診断されていたのだから変えることはできないとのことでした。薬の処方も変わることはありませんでした。

このままでは埒が明かないと思い病院を変えることにしました。

いろいろ調べていく中で日本うつ病学会に双極性障害委員会というものがあることを知りました。委員を務めておられる方の中で自分が通うことのできる病院にいらっしゃる先生を見つけました。それが、現在もお世話になっているＮＴＴ東日本関東病院の秋山剛先生です。

さっそく問い合わせをすると、初診を受けるまでに半年待たなければならないとのことでした。藁にもすがりたい気持ちで待つことにしました。

病院を変えたい旨を当時の主治医に話したところ、「秋山先生はとても忙しい方だからあなたが行ってもまともに診察してくれない」と言われました。「私の話を聞き入れてくれず処方も変えくれないあなたは信用できない」と心の中で呟きながら紹介状を書いてもらうようお願いしたのを覚えています。

半年待ちようやく秋山先生の診察を受けることができました。初診時には紹介状と併せて自分が双極性障がいではないかと思う理由をまとめた書類を作って持っていきました。具体的には、自分の今までのエピソード、症状、なぜ自分が双極性障がいだと思うに至ったかという経緯などを書いていきました。それを基に先生とお話しした結果、双極性障がいの可能性があるということになり薬の処方も大きく変わりました。私の話にしっかりと耳を傾けてくださった秋山先生には本当に感謝しております。

ようやく双極性障がいという診断に至りました。診断を受けるまでに十三年かかってしまいましたが、それまでの人生の謎が解き明かされとても安心しました。

自分自身にとっても辛いものですが、それ以上に周りの方々に損害を与えてしまうのが双極性障がいの怖ろしさです。たくさんの方にご迷惑をかけてしまったことを本当に申し訳なく思います。

もっと早く双極性障がいの診断を受けていたら人生は変わっていたかもしれません。もし私と同じような経験があるとすれば、あなたは双極性障がいかもしれません。ぜひ一度、精神科で相談してみてください。双極性障がいに振り回される人生を送らないためには早期発見、早期治療が大切です。

❖双極性障がいは自覚できたか？

もっと早く双極性障がいを自覚できなかったかと考えることがよくあります。双極性障がいを自覚できれば早期発見、早期治療につながります。しかし私は躁状態を調子がよい状態、心地よい状態と感じていました。躁状態に注意は向かずうつ状態に対してだけ意識が向かっていました。とにかくうつをどうにかしたいという思いが強かったのです。私は双極性障がいを自覚することができませんでした。

双極性障がいⅠ型の場合、躁状態の程度が大きいので入院に至るような場合であれば発見されやすいかもしれません。その段階から適切な治療を開始できれば本人も双極性障がいだということを自覚できる可能性が高いかもしれません。しかし双極性障がいⅡ型の人が躁状態で入院することは稀です。私も入院経験はありません。双極性障がいⅡ型の場合、病院へ行きうつ状態の辛さを訴える方が多いと思います。軽躁状態を異常に感じる人は少ないので受診の際に過去の軽躁状態の話をすることは少ないでしょう。

それでは周囲の人が気づけないかということを考えます。多くの本には躁状態を見つけるのが双極性障がいを発見するために大切だと書かれています。うつ病と双極性障がいのうつ状態は見分けがつかないので躁状態を見つけ出すことができるのが一番よいと思います。しかし周囲の人が双極性障がいを見つけ出すことも難しいのではないでしょうか。うつ病はメディアで取り上げられることも多く周囲もそれに気づくことが多いかもしれませんが、双極性障がいはまだまだ認知度が低いようです。ただ「あの人は気性が激しく理解しにくいので近寄らないようにしよう」というように思われるでしょう。私は一度も周囲から双極性障がいではないかという指摘をされませんでした。つき合いづらいということで敬遠され人間関係を断たれてしまうことが多かったです。双極性障がいという病気がもっと世間に知れ渡る必要があるかもしれません。

では、どうしたら自覚できるのでしょうか?

双極性障がいを自覚できる一番のポイントは「うつを繰り返している」ということだと思います。例えば、うつ状態によって留年したり、休職を繰り返していたり、離婚経験があるなど人生を大きく左右するような出来事を繰り返していないか、振り返ってみることがよいかもしれません。

うつ状態や躁状態のときに起こってしまう出来事は、その真っ只中ではそれほど異常なものとは感じられません。しかし後々考えてみると行きすぎた思考や行動だったと認識できると思います。当時の気分状態は正常ではなかったと振り返れることが多いのです。

双極性障がいの人でも気分が安定しているときは正常な思考を保てます。そのときに周囲の人と一緒に過去を振り返ってみるのもよいかもしれません。

第三章　治療について

双極性障がいの治療は大きく分けて薬物療法と心理社会的療法があります。心理社会的療法というのは具体的に言うと、心理教育、対人関係社会リズム療法（ＩＰＳＲＴ）、認知療法などが挙げられます。それらの治療法を組み合わせて気分の波をコントロールしていく必要があります。

この章では双極性障がいの治療法について私の経験を踏まえながらご紹介します。

一・受容

治療という章の中に「受容」という項目があるのを不思議に思う方もいるかもしれません。しかし私にとって、自分が双極性障がいだと受け入れられたことが治療の第一歩だったのです。確定診断を受けたとき自分に対する謎が解けたようで安心しました。しかしそれと同時にこの先の人生にあきらめを感じてしまいました。双極性障がいは完治する病気ではなく、一生つき合っていかなくてはならない病気だからです。十字架を背負わされた気持ちでした。

双極性障がいには遺伝的要因があり、自分の子どもにも影響する可能性があるといわれています。書籍には双極性障がいには遺伝的要因もあるが環境的要因や病前性格なども関係しているので、必ずしも子どもに受け継がれるものではないと記述されているのを見かけます。しかし言い換えれば子どもが双極性障がいを持って生まれてくる可能性は否定できないということです。人それぞれ考え方は違うかもしれませんが、少なくとも私は「遺伝的要因だけではない」という言葉で前向きになることはできませんでした。自分が経験してきたことを子どもにも引き継がせてしまうかもしれないと考えるとショックでした。

またアルコールを飲んではいけないとか車の運転をしてはいけないなど、双極性障がいによって日常生活は大きく制限されてしまいます。そういう中で生きていかなくてはならないと考えると人生にあきらめを感じずにはいられませんでした。

そんなことを考えながら部屋に引きこもる生活を続けていました。初めのうちは自分を守るために家の中にいるという感じでした。しかしある程度時間が経過して気持ちが落ち着いてくると今度は人とのつながりを欲してきたのです。

マズローの欲求五段階説でいえば生理的欲求と安全欲求が充たされたことで、社会的欲求を欲し始めたのかもしれません。

ちなみにマズローの欲求五段階説というのは、人間の欲求は五段階のピラミッド状に構成されていて低階層の欲求が充たされるとより高い階層の欲求を欲するという考え方です。第一階層は「生理的欲求」、第二階層は「安全欲求」、第三階層は「社会的欲求」、第四階層は「承認欲求」、第五階層が「自己実現欲求」です。つまり衣食住が充たされると人とのつながりを求めるようになります。人とのつながりができてくるとその中で認められたいという気持ちになっていきます。そして自分の能力を活かして活動していきたいと思うようになるということのようです。

徐々に自分の障がいに対してあきらめるのではなく、受容しようという気持ちになっていきました。あきらめというのは消極的で自己否定的なものです。それに対して受容というのは積極的で自己肯定的です。あきらめは受容するための一つの段階であり、「あきらめ＝受容」ではないと思います。受容することで生き続けようという気持ちを取り戻せた気がします。

思い返せば、このときが人生の転機だったのかもしれません。人生の転機というと、とても大きな出来事をきっかけに起きるもののように考えていましたが、私の場合、空白の時間を過ごすことによって自然と浮かび上がってきたような感覚でした。

障がいを受け入れたことで気持ちが安定しました。いろいろあきらめなくてはならないことも多いけれど、こんな自分だからこそできることがあるかもしれないと思えるようになりました。

幸運にも双極性障がいは直接生死にかかわる病気ではないので、寿命をまっとうしようという気持ちになれたのです。

それまでは双極性障がいの症状を自分の未熟さだと思い戦ってきました。しかし双極性障がいを受容できたことで、上手につき合っていこう、共生していこうという気持ちになれました。双極性障がいによって多くの制限が課され不自由な気持ちだったのに、受容することで不自由さから解き放されたようでした。

障がいを受容し、前向きな気持ちになれたことが治療の第一歩でした。障がいを受容できたならその段階で七〇％は寛解したようなものだと私は思います。

もしあなたが双極性障がいによって生きる希望をなくしてしまっているとしたら、受容についてもう一度考えてみるといいのかなと思います。きっと人生は悪いことだけではありません。

二、薬物療法

あなたは薬と上手につき合えていますか？

私の周りには意外と自分の飲んでいる薬のことを知らない人が多いです。薬の作用や副作用だけでなく、飲んでいる薬の名前も知らない人がいるのに驚きました。

双極性障がいと上手につき合っていくためには薬で症状をコントロールすることが大切です。私にとって薬は欠かすことができません。

しかし薬を飲み始めた頃はむしろ否定的な考えを持っていました。うつ病、統合失調症と診断されていた頃は薬を飲むことで一時的には状態がよくなった感じもしましたが、結局は改善されず、むしろ副作用による負の効果しか実感できなかったからです。私が薬の必要性を感じたのは双極性障がいと診断され、自分に合った薬を飲み始めてからでした。

双極性障がいと上手につき合うためには、自分に合った薬とその量を見つけ、作用と副作用のバランスをとれるようになることが大切だと思います。躁うつの波によって微妙に薬の量を調整していかなくてはならないこともあり、双極性障がいをコントロールするのはなかなか難しいことだと実感しています。信頼できる主治医と相談しながら経験的に身につけていくしかありません。

私は薬の効果や副作用を把握するために、薬を処方してもらうときは同時に複数の薬を変更してもらわないようにしています。薬の種類が多くなると何が効いていて何が副作用をひどくさせているのかがわからなくなってしまうからです。薬の量もできる限り少ない量から調整を始めてもらうようにしています。また、私は季節変わりをきっかけに調子を崩すことが多いので、その時期には特に慎重に薬を調整しています。

余談ですが二番目の医師は私が副作用を訴えるたびに薬の種類と量を増やしていく人でした。明らかにカクテル処方を楽しんでいたようで、私はモルモット扱いされていると感じました。穏やかで優しい笑顔をした人でしたが、それは悪魔の微笑みだったのかもしれません。結局、私は副作用に耐えられず独断で断薬をしてしまったのでした。

自分の身を自分で守るために、薬については医師だけに任せるのではなく自分自身が責任を持つことが大切です。

❖薬の思い出

うつ病、統合失調症、双極性障害がいと診断されてきた私はいろいろな種類の薬を処方されてきました。余談になってしまいますが、今まで飲んできた薬の中で良くも悪くも印象に残っている薬について書いてみます。ただしこれは特定の薬を批判するものではないことをあらかじめご理解ください。薬の効き方は人によってずいぶんと違うものなので、一概に特定の薬に対して良い悪いの評価はできません。あくまでも個人的な感想です。

パロキセチン（商品名：パキシル）

初めて精神科のクリニックに行ったときに処方された薬がパキシルでした。この薬は国内で二番目の選択的セロトニン再取込み阻害薬（ＳＳＲＩ）です。

パキシルを飲み始めたとき私のうつ状態は劇的に回復しました。今までなぜあんなにうつ状態だったのだろうと信じられないくらいの感覚でした。身体が軽く幸せな気分でした。あまりに劇的な回復だったのですぐに復職できる状態になりました。しかしせっかく休職したのだから期限が来るまで今後のことをゆっくり考えようと思い、休職前にしていた資格の勉強を再開したのです。

元気になった私を見て主治医も妻も大いに喜んでくれました。しかし実際は調子を取り戻したわけではなく薬物躁転だったのです。機嫌がよいときと不機嫌なときの落差が大きくなっていましたが、まさか躁転しているとは思いませんでした。浮気をしたのはこの頃です。主治医には浮気の話はしませんでしたが調子が上がりすぎていることは伝えました。しかし躁転しているということを指摘されることはありませんでした。

そしてこのクリニックにかかっている途中に引っ越しをしました。あまりに突然の引っ越しだったのですが、主治医も躁状態での行動とは思っていなかったようです。私はうつ病を治してくれたことに感謝し、主治医に高価な贈り物をしました。今思えばいかにも躁状態での行動のようですが、当時は一切そんなことは頭に浮かびませんでした。完治したとの説明を受け、引っ越しと同時にクリニックに行くことを止めました。このとき一気にパキシルを断薬してしまったのです。断薬症状は大変なものでした。身体を動かすたびに電気が走るような感覚でした。パキシルを飲まなくなってすぐにうつ状態へ戻り、まったく動くことができなくなってしまいました。これをきっかけに離婚することになりました。パキシルはいろいろな意味で最も印象に残っている薬です。

アモキサピン（商品名：アモキサン）

アモキサンは昔からある三環系抗うつ薬です。この薬もうつ状態から抜け出すのに役立ちました。しかしパキシルと同様に躁転するきっかけになってしまったと思います。双極性障がいにアモキサンのような三環系抗うつ薬を使うと躁転だけでなくラピッドサイクラーを引き起こす原因になるともいわれています。たしかに私はアモキサンを飲み始めた頃から躁うつの波が読めなくなってきて頻繁に気分交代が起こるようになったと思います。また、副作用で食欲が増し、とても太ってしまいました。

リスペリドン（商品名：リスパダール）

二番目の病院で処方された薬です。人生で初めて飲んだ非定型抗精神病薬です。効き目というか薬の強さには驚きました。良い作用なのか悪い作用なのかはわかりませんが、考えることが億劫になる薬でした。当時死ぬことばかり考えていましたが、この薬を飲むことでそういうことを考えなくなりました。その点では助けられました。ただそれ以外のことも考えられなくなり、自分が自分でなくなってしまったようでした。この薬を飲んでいたときは常にどろどろとした眠気に苛まれていました。

オランザピン（商品名：ジプレキサ）

二番目の病院で途中から処方された薬です。オレンジとシルバーのシートで見るからに効果があるような雰囲気を醸し出していました。この薬は双極性障がいの躁状態とうつ状態に適応がある薬です。しかし私は副作用がひどく飲み続けることができませんでした。リスパダール以上に考えるのが億劫になる感じで安定というよりは鈍麻という感覚に近く、脳が停止したようでした。

副作用の食欲増進は怖ろしいほどでした。常に空腹で、食べるというより飲み込むかのように食事をしていたことを覚えています。胃に詰め込めるだけ詰め込まないと満たされないという感じです。わずか三カ月で二十五キロ体重が増加してしまいました。作用も副作用もとても強く感じる薬でした。もし上手に薬の量をコントロールできていたら非常に効果的だったのかもしれないと思うと残念な気がします。同じ薬でも服用量で作用と副作用のバランスを上手に取ることができれば、薬の効果を発揮できるのかもしれません。

セルトラリン（商品名：ジェイゾロフト）

三番目のクリニックで処方された薬で、国内三番目の選択的セロトニン再取込み阻害薬（ＳＳＲＩ）です。ジェイゾロフトは作用、副作用ということに関しての思い出ではなく、主治医の言った言葉が印象に残っています。処方されてから三カ月以上経っているのに効果を感じられないことを訴えたのですが、主治医は「とにかく騙されたと思って飲んでみてくれ！」と繰り返し言い続けていました。なぜそんなにこの薬を推奨するのかはわかりませんでしたが、その一生懸命さには驚きました。騙されたと思いながら飲んできましたが、やはり私には効果がありませんでした。一方的に薬を飲むように指導されるだけでは信頼関係は損なわれます。

以上はあくまでも私の感想です。先ほども言いましたが、どの薬が良いとか悪いとかいうものではないのでくれぐれも誤解しないでください。

大切なのはいかに自分に合った薬を見つけるかということです。薬は主治医が処方するものですが実際に飲むのは自分なので、自分の感覚をしっかり主治医に伝えることが自分に合った薬を見つけていくコツです。

私は現在の主治医に出会い自分に合った薬の種類や量を見つけることができました。薬に対して自分の責任を自覚できたのだと思います。

今までの主治医は処方通り飲むようにとコンプライアンス（医師主導。医師の指示に患者が従う）に基づいて薬を処方してきたのに対して、今の主治医は私の薬についての疑問や考え方にきちんと耳を傾けてくれます。その上で薬を処方してくれるのでこちら側も納得して薬を飲むことができます。アドヒアランス（医師—患者の相互理解。患者の理解、意思決定、治療協力に基づく）を大切にしてくれています。今の主治医にはとても感謝しています。

ただし、アドヒアランスを大切にしてくれるというのは自分の思い通りに薬を処方してもらうということではないので勘違いしないでください。あくまでも医師と患者が治療方針についてきちんと話をすることでお互いが納得して薬を処方してもらうということです。

私の場合、診察を受け始めた頃、主治医は双極性障がいの第一選択薬である炭酸リチウム（商品名：リーマス）を処方してくれました。リーマスは効果は高いのですが、中毒を起こす危険性もあり難しい薬だと言われています。私はリチウム中毒に対する怖さや手の震え、聴覚の異変などの副作用を伝えることでリチウムを使わない処方にしてもらいました。リーマスの代わりにバルプロ酸ナトリウム（商品名：デパケン）を処方してもらいました。幸運にも私にはデパケンがとても有効でした。またクエチアピン（商品名：セロクエル）を睡眠薬代わりに処方されましたが、二五mgの錠剤を半分にして飲んでも次の日の昼間までひどい眠気が続いてしまいました。効果は実感できたのですが副作用を伝えることで処方を中止してもらいました。反対にベンゾジアゼピン系の抗不安薬を処方してほしいとお願いしましたが、依存性があることや双極性障がいにおける効果はあまり期待できないと説明され、処方を見送ったこともあります。

処方に関して納得できれば継続して服薬できるようになると思います。そのためにも自分で飲んでいる薬についてきちんと把握しておくことが大切です。

❖現在飲んでいる薬

私が現在飲んでいる薬はバルプロ酸ナトリウム（商品名：デパケン）、ラモトリギン（商品名：ラミクタール）という気分安定薬とスルトプリド（商品名：バルチネール）という抗精神病薬の三種類です。

バルプロ酸ナトリウム（商品名：デパケン）

デパケンは双極性障がいにおいてよく使われる気分安定薬の一つです。主に躁状態を抑える効果があるといわれています。また私の躁状態は爽快感というよりはいらいらして不機嫌になることが多いのですが、デパケンはこのような症状に効果があるということです。飲み始めてすぐに効く感じはしませんでしたが、数カ月経っていくうちにじんわりと効いてきました。「そういえば最近いらいらすることが少なくなったな」という感じです。また私はラピッドサイクラーなのですが、この薬を飲み始めてから気分交代が少なくなってきたような気がします。

バルプロ酸ナトリウムには有効血中濃度があり、三カ月に一回程度血液検査をして濃度を確認しています。現在八〇〇～一二〇〇mg／日程度を服用しており、状態に応じて適宜増減していま す。

ちなみに、有効血中濃度を正確に測定するために注意しなくてはならないことがあります。血中濃度が安定している状態で測定しなくては正しい数値がでません。服薬後すぐに血中濃度を測ると高くなってしまうので、血液検査をする直前の薬は飲まないようにするなど、血液検査をするときの注意点は主治医に確認しておいた方がよいです。

また私の知り合いには血液検査をぜんぜんしてくれないと言っている人がいますが、自分の方から血液検査を申し出るのがよいと思います。心配しながら治療をしていると、それをきっかけに信頼関係が崩れてしまう可能性があります。自分から積極的に治療に参加するという意識を持っておくことは大切です。

ラモトリギン（商品名：ラミクタール）

ラミクタールは最近になって気分安定薬として承認された薬です。この薬は私にとって欠かすことができません。双極性障がいⅡ型は、躁状態や安定状態が短くうつ状態の期間が長いといわれています。私もほとんどの期間をうつ状態で過ごしてきたのですが、その対策が見つかりませんでした。うつ状態を改善させることが、双極性障がいを安定させるために重要ではないかと考えていました。うつ状態が長引けば長引くほど躁状態になったときに活動しすぎてしまうのです。本やインターネットでうつ対策を調べていく中でラミクタールという薬があることを知りました。すぐ主治医に相談し処方してもらうことになりました。今までの薬では実感したことのないくらいうつ状態が改善したのです。それは抗うつ薬を飲むことで引き起こされる薬物躁転のような劇的な効き方ではなく、じんわりとうつ状態を持ち上げてくれるという感じでした。この薬を飲んでここまでうつ状態が改善されたことで、しみじみと自分は双極性障がいなんだと思いました。この薬は安定状態を維持するためにも有効とされています。飲み始めて二年半程度しか経っていないので何とも言えませんが、以前とは比べものにならないほど状態は安定しています。現在、私は二二五mg／日を服用しています。

スルトプリド（商品名：バルネチール）

バルネチールは古くからある抗精神病薬で躁状態に有効だということです。最近ではあまり用いられていないようですが、少量を上手に使えばとても役に立つ薬だと思います。私は頓服として処方してもらっています。躁の波の反動でやってくるうつの波を抑えることも双極性障がいを安定させるためには大切です。私は躁状態の始まりには脳が活発になり、ぴきぴきする感覚がやってきます。そうなると目の前の作業に集中できなくなることがあります。そういうときにこの薬を飲むと一気に気分を沈静化できます。落ち着きを取り戻して作業に戻れるようになるのです。

個人的には躁状態だけでなく、不安が出てうつ状態になる恐れがあるときにも使います。何日か家にいる日が続いてしまい、うつ気分になることがあります。家から出れば多少なりとも気分がよくなるとわかっているのですが、不安感が出てしまい外に出られなくなってしまいます。そのようなときにバルネチールを飲むと、脳の回転が緩やかになり不安感が薄れるのです。余計なことを考えずに外に出ることができるようになります。結果的にうつ状態になるのを回避できているように思います。現在、私はバルネチール細粒50％ 一〇mgを頓服として自分の裁量で一日三回まで飲むことができるように処方してもらっています。

ただし躁状態になってしまうときは、基本的にはデパケンの血中濃度を上げることでコントロールするようにしています。バルネチールには手の震えや身体のこわばりやつっぱりなど運動機能に対する副作用が強いので、なるべく飲まないようにしたいと思っています。あくまでもその場しのぎという感覚で使用しています。

デパケンで躁うつの波の幅を小さくし、ラミクタールでうつを底上げしながらバルネチールで微調整しているという感じです。これら三種類の薬を使って双極性障がいをコントロールしています。薬の効き方には個人差があります。決して私の処方されている薬がみなさんにとって有効だとは思いません。何度も言いますが、大切なのは自分に合った薬とその量を見つけ、自分の状態によって調整できることを身につけることです。私は現在の処方に至るまでに時間がかかりましたが、主治医と相談しながら試行錯誤していくことで今の調整法に辿り着きました。焦らずに時間をかけて探していけば、きっと自分に合った調整法を見つけることができます。そのためにも普段からアドヒアランスを意識して、主治医とコミュニケーションをとっておくことが大切です。

❖副作用とその対処法

服薬によって双極性障がいはかなりコントロールできます。しかし、残念ながら薬はよい作用だけをもたらしてくれません。むしろ副作用の辛さを感じることの方が多いと思います。薬と上手につき合うということは、いかに薬の副作用を軽減していくかということに置き換えられるのではないでしょうか。

最近、精神疾患において薬を飲まない方がよいという発言を聞くことがあります。たしかに薬を飲まなくて安定する人もいるかと思います。しかしまったく薬を飲まないというのは極論過ぎるような気がします。少なくとも双極性障がいの私にとって、薬は欠かすことができません。もし私が「薬なんかいらない。断薬してしまえ！」と思ってしまったとしたら、そのときはすでに躁状態になっているのかもしれません。

もちろん薬を飲まない方がよいという考え方にも一理あります。薬による副作用でなおさら状態が悪化してしまうことがあるからです。

多くの薬には倦怠感という副作用があります。それが原因で横になっている時間が多くなり、活動量が少なくなります。しかし食欲はなくならないので食事量は変わりません。食欲増進をもたらす薬が多いので体重が増えてしまい、より一層倦怠感が増してしまいます。

布団の中で横になっていると睡眠時間も長くなり生活リズムも乱れてきます。これをきっかけにますます調子が悪くなってしまうのです。

私は睡眠時間が多くなると頭痛に襲われます。疲れが取れるどころかむしろ疲労感が増します。家に引きこもってしまうと家から出ることが苦痛になってしまい、人と接しないようになることでうつ状態は助長されるような気がします。

日常的に人と接していれば、休日くらいは家から出ずに一人で過ごしたいという気持ちになるかもしれませんが、あまりにも長い時間一人でいることはうつの原因になると思います。倦怠感が出る、食欲が増す、過眠になるといった薬の副作用は、それぞれ独立したものではないと思います。一つ一つの副作用が連鎖して負のスパイラルへ巻き込まれてしまうのです。それが副作用の怖さです。

では、上手に薬とつき合っていくにはどうしたらよいでしょう？

副作用は相互につながっていると思います。逆にいえばいくつかの副作用に焦点を当てて対処することで負の連鎖を断ち切ることができれば、調子を取り戻せるのではないかと私は思います。もちろん薬特有の副作用もあるので、個別に対処しなくてはならないこともあります。

私が焦点を当てているのは体重増加と眠気です。またラミクタールには皮膚の異常、バルネチールにはうつ転という副作用があるので、それらは個別に対応しています。

体重増加

体重増加は副作用の中で一番注意しているものです。デパケンには体重増加の副作用があります。代謝が落ちてしまうのか食欲が増進するのかわかりませんが確実に体重は増加します。

私は過去に二度過食によりひどい体重増加を経験しました。一度目は抗精神病薬であるジプレキサを飲んでいた頃です。このときはお腹が減るという感じではなく、胃袋に物を詰め込みたいという感覚でした。わずか三カ月で二十五キロ体重が増加しました。二度目は一年間引きこもっていたときでした。このときも九十キロを超えてしまいました。私は身長百七十四センチなので、どのくらいの肥満状態だったか想像できると思います。二度の過食を経験しましたが、現在では何とかＢＭＩで標準値に収まる体重に戻すことができました。いったん元の体重に戻すことができれば、少しの工夫でその体重を維持できるようになります。具体的には以下の通りです。

糖質制限を意識して食事をするように心がけています。私はけちなのでどうしても食事を安く済ませたいと思いがちです。しかし食事を安く済まそうとすると糖質過多になってしまいます。エンゲル係数は高くなってしまいますが、調子を崩さないための必要経費だと思うようにしました。お金をかけるといっても、外食回数を増やすというようなことではありません。なるべく自炊するようにしています。おかずを多めに作るように心がけています。箸が立つくらい具が入っている味噌汁を作ることが多いです。まとめてお米を焚いて少なめに一食分ずつ小分けにして冷凍していいます。小腹がすいてしまったときはなるべくチーズやナッツを食べます。また袋に入ったものは全部食べ切らないと気が済まないところがあるので、小分けにされているものを買うようにしています。ファミリーパックはお買い得ですが絶対に買いません。

もともと甘いものが好きなので、どうしてもチョコレートなどのお菓子を食べたくなってしまいます。そういうときはシュガーカットゼロとコカ・コーラゼロで凌いでいます。

シュガーカットゼロというのはエリスリトールとスクラロースの甘味料です。紅茶などの飲み物にはこれを使います。夜にどうしてもお腹が減って眠れないときにはシュガーカットゼロを使った卵焼きを作って食べたりします。九十キロからダイエットを始めたときには一カ月に一袋（一キロ）使っていました（それはそれで健康に良くないような気もします）。現在は、三カ月で一袋程度使っています。

コカ・コーラゼロも体重増加を防ぐためには欠かせません。コカ・コーラゼロに入っている甘味料、アスパルテーム・L-フェニルアラニン化合物やアセスルファムKは健康によくないといわれています。発がん性物質が含まれているという話も聞きます。しかし肥満によって糖尿病になるかもしれないこととがんになるかもしれないということを比較して、私は糖尿病の危険性を重要視しました。私の家系はがんになった人よりも糖尿病を患った人の方が圧倒的に多いからです。賛否両論あると思いますが、決断するのは自分自身であり、何を重要視するかは自己責任です。

毎日体重計に乗り結果を表にすることも効果的です。私は朝と晩の体重を測定してエクセルを使って表を作っていました。初めのうちは面倒かもしれませんが慣れてくると励みになります。むしろ時間が経っていくうちに面白くなってきます。体重は右肩下がりで減っていくものではなく、少し下がるとしばらくは横ばいになり時には増加してしまうこともあります。そこであきらめないことが大切です。しばらく経つとまた減っていきます。自分の身体で遊んでいる感覚になり楽しいです。しかし急激なダイエットをするとリバウンドしてしまいます。私は一カ月で体重の約三%を減量することにしました。目標通りには行きませんでしたが、十カ月で二十キロ痩せることができました。

大変なことや面倒なことをするのは苦痛かもしれません。しかしそんな中にも楽しみは隠れています。楽しみを見つけることは大切です。双極性障がいになってしまい、辛い気持ちもありますが、上手にコントロールする方法を探すのは意外と楽しいものです。

どうしても食欲が出てしまうときにはシャワーを浴びるのも効果的です。空腹のときは食べ物のことで頭がいっぱいになってしまいますが、シャワーを浴びて身体の感覚が刺激されることで空腹から気を逸らすことができます。

私は寒いと食欲が増します。季節によってずいぶん食欲が変わります。春から夏にかけては食欲はあまりないのですが、秋から春にかけてはどうしても食べてしまいます。食欲と気温には密接な関係があるようです。身体を温めるために食べてしまうので、食べ物以外で身体を温めることで食欲を抑えるようにしています。対策として冬場は室温を二十三℃に保つようにしています。そうするとある程度食欲を我慢できるのです。経済的にも環境的にも光熱費は抑えた方がいいのかもしれませんが、調子を崩してしまっては本末転倒です。光熱費は必要経費として割り切っています。

ダイエットのためには運動も大切です。私は運動があまり好きではないのですが意識的に歩くよう心がけています。食後に十五分程度歩くだけでも効果があるそうです。近くのコンビニに行って帰ってくるだけで歩ける時間です。夕食後に何でもいいので毎日必要なものを買いに行くようにしてみるのもよいかもしれません。

家の中に居続けることはうつ状態を引き起こすのではないかと思います。散歩はダイエットのためだけではなくうつ状態を改善するのにも役立ちます。

体重増加自体がうつ状態を引き起こす可能性もあります。うつ状態は必ずしも双極性障がいによってだけ引き起こされるものではないと思います。私は太ってしまったことで落ち込んでしまい、うつ状態がひどくなってしまいました。太ってしまった自分を見られるのが嫌で外出しなくなりました。しかしそうするとますますうつ気分がひどくなってしまうのです。悪循環に陥ってしまいました。症状や副作用は双極性障がいによって直接的に引き起こされるだけではないということを頭に入れておいてもよいのかもしれません。

眠気

躁とうつの波を安定させるために生活リズムを安定させることはとても重要です。しかしそれを阻むのが眠気です。精神科で使われる薬の多くは副作用として眠気が出てしまいます。私の飲んでいる薬もすべて眠気の副作用があります。躁状態のときは睡眠時間が短くなってしまうので、眠気が出ることはむしろよい作用なのかもしれません。しかしうつ状態のときに睡眠時間が長くなってしまうのはよくありません。睡眠時間が長くなることでうつ状態が悪化してしまうと思います。

躁状態のときには薬を多めに、うつ状態のときには少なめに処方してもらうことで副作用によるコントロールしています。また抗不安薬や睡眠薬は眠気を一層強くしてしまうのでなるべく飲まないようにしています。私は薬が効きやすい体質なので、少量を使っても眠気や倦怠感が出やすいのかもしれません。

生活リズムを整えるために朝日を浴びて体内時計をリセットすることが大切だといわれています。朝日が差し込む部屋ならよいのですが、残念ながら私の部屋は日当たりが悪くほとんど朝日が届きません。目が覚めたら外に出て朝日を浴びればよいのですが、実際はなかなか面倒です。朝日の代わりに私は必要以上に明るい照明を使っています。現在、私は四畳半と六畳の二間の部屋で暮らしているのですが、十二畳用のシーリングライトを二つ使っています。ちなみにＬＥＤライトなので光量を調節できます。夜は光を絞って使えるのでとても便利です。昼は明るく夜は暗くして過ごすというのは生活リズムを整えるのに役立ちます。またライトボックスはすぐにうつ状態を改善するのには役立ちませんでしたが、毎朝同じ時刻に浴びることで生活リズムを保つことができるのではないかと思います。長期的に考えればうつ状態に有効かもしれません。

薬に頼らず眠気を覚ます工夫をしてみるのも大切です。例えば私は次のようなことをしています。

目が覚めたら横になったまま何でもいいので口にします。口を動かしているとだんだん目が覚めてきます。その隙を狙って起き上がりすぐに台所へ向かい、昨晩使ったお皿を熱いお湯で洗います。そうすると何とか眠気を覚ますことができます。

私は日中に眠気はあまり感じません。しかしバルネチールを頓服として飲んだ後は激しい眠気に襲われてしまいます。そのときには眠気を我慢せずに少し眠るようにしています。三十分程度うとうとするだけで楽になります。寝すぎないために必ずタイマーをセットしておきます。あまり寝すぎてしまうと生活リズムを崩す原因にもなりますし、そもそも仕事をしていると長く眠ることはできません。平成二十八年四月から施行される障害者差別解消法により、障がい者への不当な差別的取扱いの禁止と、合理的配慮の提供が企業に義務化されます（民間事業者における合理的配慮の提供は、努力義務となります）。私はバルネチールを飲んだ後の眠気に対してだけは配慮してもらえると助かるなと思っています。

皮膚の異常

ラミクタールの副作用で怖いのは皮膚疾患です。ラミクタールにはスティーブンス・ジョンソン症候群という副作用があります。スティーブンス・ジョンソン症候群というのは、高熱を伴って、発疹、やけどのような水ぶくれなどのひどい症状が短期間に全身の皮膚、口、目の粘膜に現れ、場合によっては死に至るほどの症状を呈してしまいます。

残念ながらスティーブンス・ジョンソン症候群にならないようにするために自分でできることはないとのことです。しかしうつを底上げするために私にとっては欠かせない薬です。

私は処方してもらう前にラミクタールについて徹底的に調べました。初期の段階で多量に服薬するとスティーブンス・ジョンソン症候群になる可能性が高いということを知りました。主治医にラミクタールを服薬したいという旨を伝えたときに、副作用について不安が強いことを伝えました。もちろん主治医は副作用のことを知っていましたが、私の不安を考慮してくれて通常飲み始める量よりもかなり少量から時間をかけて増量していくように処方してくれました。幸運にも今のところ副作用は出ていません。副作用が出ていないかを確認するために、毎日皮膚の状態をチェックしたり定期的に皮膚科に通っています。

副作用の中には自分ではどうしようもないものもあります。しかし副作用についてきちんとした知識を身につけ、普段から注意を払っておくことで、何か異変があったときにすぐ対処できるようにしておくことは可能です。副作用はむやみに恐れなくても大丈夫です。

うつ転

バルネチールはいらいらを抑えるときに飲むとよい作用をもたらしてくれます。しかし飲み過ぎるとうつ転してしまうという副作用があります。一度うつに転じてしまうと安定状態に戻すのはなかなか大変です。

私はバルネチールを頓服として処方してもらっています。薬を飲む頻度やタイミングについては裁量に任せてもらっています。試行錯誤しながら飲んできましたが、今ではこの薬を飲むタイミングを経験的に身に付けることができたような気がします。主治医からは一度に三袋（細粒50％一〇mg／袋）まで飲んでも大丈夫と言われていますが、私は基本的に一度に一袋しか飲まないようにしています。他に対処法があるならできる限り飲まないようにしています。最後の切り札として服薬する感じです。

薬にコントロールされるのではなく、薬の飲み方を工夫することで副作用に対処していくことができるようになれるとよいと思います。薬は人によって効果の度合いや副作用の種類、程度が異なるので一概に他の人と比べることはできません。ある人には有効でも自分には効果を感じられないということも多いです。それは薬を飲んでいる本人にしかわかりません。主治医としっかり相談しながら自分にとって適切な薬を見つけることが薬物療法において大切なことです。すぐには見つからないかもしれませんが、あきらめずに焦らず取り組んでいけばきっと辿り着けると思います。

三、心理社会的療法

双極性障がいにおいて薬物療法は不可欠です。しかし薬物療法だけで躁うつの波をコントロールするのは難しいかもしれません。薬は治療のベースであり、より症状を安定させるには薬以外の治療法を身につけることも大切です。薬なしでは寛解できないし薬だけでも寛解できないと私は思います。薬物療法は欠かせないものですが、それ以外にも双極性障がいに対処する方法があります。自分が意識的に取り組むことで双極性障がいをコントロールできるのです。それが心理社会的療法です。薬だけに頼らずとも双極性障がいに対処できるということを知っておくのは大切なことです。

心理社会的療法には、心理教育、対人関係社会リズム療法（ＩＰＳＲＴ）、認知行動療法、ＳＳＴ（ソーシャル・スキルズ・トレーニング）などが挙げられます。それぞれについて簡単に説明し、私がどのように対処しているかをご紹介します。

❖心理教育

心理教育というのは病識を持つために双極性障がいについて理解を深めることです。病識というのは、病気を持っていることを自覚すること、きちんと治療を受けること、そして何が症状であるかがわかることの三つを兼ね備えていることだそうです。

具体的には、双極性障がいというのは慢性疾患で一生つき合っていかなくてはならないこと。しかし糖尿病や高血圧などと同じようにきちんと対処すれば決して怖れるものではないこと。服薬や日常生活をしっかり自己管理することで上手にコントロールできること。再発の兆しがあるときはすぐに対応し、再発のきっかけとなるストレスとのつき合い方などを見つけること。心理教育ではこのようなことについて知識を身に付けます。

ちなみに私は心理教育という言葉が好きではありません。精神疾患についての理解は決して誰かから教育されるものではないと思っています。一方的に教育されても自分が納得して理解しなくては意味がないからです。心理教育というよりは疾患理解とか自己理解という言葉の方がしっくりきます。

私は、主に本を読むことで知識を身に付けました。自分にとって役立った本は前にも紹介しましたが、『「うつ」がいつまでも続くのは、なぜ？——双極Ⅱ型障害と軽微双極性障害を学ぶ』（ジム・フェルプス、星和書店、二〇一一）と『双極性障害——躁うつ病への対処と治療』（加藤忠史、筑摩書房、二〇〇九）でした。これらの本を読んで躁状態やうつ状態は自分の性格ではなく障害がいが原因だということを知りました。きちんと治療を受ければ他の人と同じように普通の暮らしができることなどを学び、私は前向きになれました。双極性障害がいに関する本を読むことでたくさんの気づきがありました。

また私が通っていた横浜市総合保健医療センター精神科デイケアでは心理教育に力を入れてい

ました。ここでは同じ双極性障がいを持った方と一緒に学ぶことができました。一人で学ぶことも必要ですが、同じ病気を持った者同士が話をすることで多くの気づきを得られると思います。そういう観点からもピアサポートは大切です。ピアサポートというのは同じ病気や悩みを持った者同士で気持ちを分かち合ったり情報交換をしてお互いに支え合うことです。詳しくは後ほど改めて書くことにします。

❖対人関係社会リズム療法（IPSRT）

対人関係社会リズム療法（ＩＰＳＲＴ）というのは対人関係療法（ＩＰＴ）と社会リズム療法（ＳＲＴ）を組み合わせた治療法です。適切な薬物療法とともに用いると再発予防に効果があるということです。

社会リズム療法というのは、起きる時間、食事の時間、初めて人と会う時間、寝る時間など何かをする時間を毎日できるだけ同じにすることによって躁うつの波をなくしていくという治療法です。時間的なものと同時に重要なのが人から受ける刺激だそうです。みんなで食事をするのと一人で食事をするのとは刺激が異なります。その刺激を極端にぶれさせないようにすることも大切だそうです。時間と刺激に焦点を当てるのが社会リズム療法の特徴です。

対人関係療法というのは、対人関係のストレスを解決し対人関係からサポートをもらえるようにしていく治療法です。対人構造のアンバランスは期待の歪みを生み出します。その対人構造の歪みを戦略的に改善していくということです。対人関係療法ではすべてのストレスを「役割期待のずれ」とし、そのずれをいろいろな手法を用いて解決していきます。コミュニケーション分析という技法を用いて種々のコミュニケーションの問題を検討しながら解決していく治療法だそうです。

社会リズム療法をベースにして、その上に対人関係療法を重ねるという二階建ての治療法です。対人関係社会リズム療法は勉強中ということもあり、うまく説明することができません。関心のある方はぜひ水島広子先生の書かれた『対人関係療法でなおす双極性障害』（水島広子、創元社、二〇一〇）をご一読ください。

対人関係社会リズム療法は、双極性障がいを安定させるために有効な治療法だと思います。不規則な生活と刺激のぶれ、対人関係のストレスが双極性障がいの症状を悪化させることは日頃から実感しています。

今のところこの治療法は保険適応されていないのが残念です。機会があれば一度この治療法を受けてみたいです。

対人関係社会リズム療法を知ることによって自分の双極性障がいへの対処の幅が広がり、大いに役立っています。自分のできる範囲でエッセンスを取り入れていきたいと思っています。

❖認知療法

認知療法というのは物の受け取り方や考え方の偏りをなくし、ストレスを軽減させてうつ状態になるのを防ぐ治療法です。私はデイケアに通っていたときに七つのコラム法について学びました。

七つのコラム法を簡単に説明すると次のようになります。

①いつ、どこで、誰が、何をといった状況をカメラで撮った写真のように書き出します。（状況）

②その瞬間にどういう気分になったか、どのように感じたのかを一言で表現してその気分が何%か書き出します。（気分）

③その中で一番強く感じたことに着目して、なぜそのような気分になってしまったのかとその確信度を書き出します。（自動思考）
④なぜそのように考えてしまったのか、自動思考を裏付ける理由を書き出します。（根拠）
⑤自動思考に矛盾する考え方を書き出します。（反証）
⑥根拠と反証を勘案して偏りのないバランスのとれた考え方を書き出します。（適応的思考）
⑦適応的思考によって自分の気分がどのように変化したかとその確信度を改めて書き出します。（気分の変化）

このような一連の作業をすることでストレスを軽減させる治療法です。

私はまだ七つのコラム法に慣れていないので、一連の作業を行っても大きくストレスを軽減させることはできていません。また困ったことが起きた瞬間にこの一連の思考を自然にできるようになるのが最良だと思いますが、私にとってはなかなか難しいです。しかし何かストレスがかかる状況になったとき七つのコラム法に基づいて考えることはとても役立っています。私は一時的に困った状況を離れ、気分が少し落ち着いてからこの方法に沿って考えるようにしています。認知療法を知らなかったときに比べ、ストレスを軽減できていると思います。嫌な気分を引き摺ってしまう私にとって七つのコラム法は大いに役立っています。七つのコラム法は認知療法の中のごく一部です。認知療法についてもっと詳しく知りたい方は大野裕先生の書かれた『はじめての認知療法』（講談社現代新書、二〇一一）がとてもわかりやすいのでぜひご一読ください。

❖SST（ソーシャル・スキルズ・トレーニング）

SSTは「Social Skills Training」の略で「社会生活技能訓練」などと呼ばれています。SSTは認知行動療法の一つに位置づけられる技法だそうです。

具体的には自分の考えや感情を相手に上手に伝える方法や、他人から何かを言われたときにうまく受け応えする方法、ある問題に対して他の人と協力して解決していく方法などを学びます。

SSTのトレーニング方法にはいろいろありますが、デイケアではロールプレイをメインで行いました。視線、身振り、姿勢、表情、声のトーンなどの非言語コミュニケーションを意識しながら取り組みます。

デイケアでは「うれしい気持ちを伝える」、「頼みごとをする」、「相手の話に耳を傾ける（傾聴）」、「ネガティブな気持ちを伝える」、「要点を伝える」、「折り合いをつける」というテーマを扱いました。

私は「うれしい気持ちを伝える」、「ネガティブな気持ちを伝える」ということが苦手でした。うれしい気持ちを伝える方法として単に「ありがとう」と言うだけではなく、「うれしい」、「助かる」という言葉を添えてから「ありがとう」と言うとより相手に気持ちが伝わることを学びました。今はこのことを意識して日常生活を送っています。メールを書くときもこの言い回しを使うようにしています。言葉を一つ足すだけで思った以上に相手に気持ちが伝わることがわかりました。

「ネガティブな気持ちを伝える」ことはずっと苦手です。嫌な気分になると自分の中で抑えつけようと思うのですが、結局は消化不良を起こしてしまいストレスが溜まってしまいます。ロールプレイをやってみてもなかなか上手に伝えられるようになっていませんが、伝えることができないとあきらめてしまうのではなく、どうしたら上手に伝えることができるかを考えられるようになりました。ＳＳＴに参加している人たちの多くもネガティブな気持ちを伝えることが苦手なようで少し安心しました。上手にネガティブな気持ちを伝えることができると大きくストレスを軽減できるのだと思います。

正直、人前でロールプレイをするのは恥ずかしいことでした。ＳＳＴはプログラム内だけで終わらせてしまうとただの演技ごっこになりかねません。ＳＳＴに限ったことではありませんが、心理社会的療法は学んだことをいかに日常生活に落とし込んでいくかが大切です。

❖精神科デイケア

精神科デイケアは精神障がいのある人がより自分らしく暮らしていくことを目指してリハビリテーションを行う施設です。具体的には自分の障がいを理解し、再発予防に向けての工夫や規則的な生活リズム、対人関係におけるストレスのコントロールなどを身につけ、仕事に就くための準備や復職に向けてリハビリをする場です。プログラム活動をしたり担当スタッフと定期的な面接を行います。ちなみに精神科デイケアは医療施設なので、自立支援医療の対象になります。

私は約二年、横浜市総合保健医療センター精神科デイケアに通いました。一年間引きこもっていたときにその状況から抜け出したいと思ったのがデイケアへ行くきっかけでした。

デイケアへの通所は外へ出るきっかけになりました。外へ出るには多少なりとも身なりを整えようとします。お風呂に入るようになるし、髭を剃ったり髪型を整えたりします。そのように自分に気を遣うことは調子を取り戻すきっかけになりました。生活にメリハリがつき生活リズムも安定していきます。

デイケアのプログラムでとても役に立ったのは、運動のプログラムと心理社会的療法のプログラムでした。

長い間引きこもっていたので、筋力の衰えをはじめ身体の機能が著しく低下していました。運動プログラムは自分に無理のないようにいつでも休憩をとれるような形で行えるものでした。身体を動かすことで精神的にもずいぶん楽になることを実感しました。運動プログラムはデイケアのメンバーと一緒に行います。私は運動があまり好きではないので、ウォーキングのような軽い運動でも一人だとなかなか続きません。しかし運動プログラムではみんなで一緒に楽しみながら身体を動かすことができました。デイケアを終えた今では運動をする時間をあまり取らなくなってしまいました。仕事のため外出するので日中活動はできていますが、意識的に運動をした方がよいのだと思っています。一緒に運動をしてくれる人が身近にいるとよいのかもしれません。

心理社会的療法も役に立ちました。私のデイケアで行われていたのは前述した心理教育、認知療法、ＳＳＴなどでした。

心理教育ではストレス脆弱性モデルやレジリエンスの考え方を学びました。また薬の作用機序の話なども聴きました。注意サインやコーピングといったストレス対処に役立つ具体的なコツも学ぶことができました。私は本を読んで独学していたので知っていることは結構ありましたが、改めて説明を受けることで振り返りができました。このような知識を身につけることは病気とつき合っていくために大切です。独学で知識を身につけるのが難しい人もいると思います。ぜひデイケアの利用をお勧めします。

認知療法では主に七つのコラム法について学びました。プログラムとして受けてよかったのはグループワークができたことです。みんなで一つの事例について話をしていく中で思いもよらない気づきを得ることができました。

SSTもいろいろな立場の方がいたので、とても実践的なロールプレイができました。私が通っていたデイケアには復職支援プログラム（リワークプログラム）がありました。私は職歴が長かったのでリワークの方々と一緒のプログラムに参加することはとても刺激になりました。自分も社会復帰したいという気持ちが強まりました。

デイケアに通うことで一番よかったのは、人と接する機会を持てたことです。人と接することなく引きこもっていたときは、自分が人間なのかわからなくなってしまうようでした。このまま一日中声を出すことなく過ごしていたら、本当に声が出なくなってしまうのではないかと思ってしまいました。

デイケアに来て人と話をすることで、思った以上に気分が安定しました。とくに精神障がいを抱えた者同士が悩みを共有できたのがうれしかったです。自分の障がいを隠すことなく過ごすことができ安心しました。私はデイケアに通うまで自分の障がいに関する悩みや辛さはほとんど誰にも話をすることができませんでした。主治医と母親くらいしかいませんでした。そういう状況がなおさらストレスだったのかもしれません。障がいを持っている自分を受け入れてもらえたことがうれしかったです。

仲良くなった人たちとはデイケア内でのつき合いだけでなく、一緒にお茶に行ったり勉強会などもしました。そのような中で徐々に社会性を取り戻していくことができました。今ではみんなデイケアへの通所を終えていますが未だに時々お茶をします。悩みや不安についての話もしますが、そういう話だけでなく他愛のない話をしながら楽しく過ごす時間は何より癒しになります。

人とのコミュニケーションによってストレスが溜まり調子を崩してしまうことは多々あります。

しかし一方で、人とのコミュニケーションによって調子を取り戻すことができるのだと思います。私はデイケアに通うことでとても救われました。デイケアによって最悪の状況から抜け出すことができました。温かく見守ってくれたスタッフさんや一緒に過ごすことができた方々に本当に感謝しています。

もしどこにも行く場所がなく家に引きこもってしまっている方がいたら、ぜひデイケアの利用をお勧めします。

❖生活リズムチェック表

私が双極性障がいをコントロールする上で最も大切にしているのが生活リズムチェック表です。私は**図1**のようなシンプルな表を使っています。生活リズムチェック表には、起床、服薬、食事、活動内容、入浴、消灯の時間と気分状態を記録していきます。ムードグラフ法を取り入れた活動記録表と表現するとわかりやすいかもしれません。

現在の主治医から生活リズムチェック表をつけるように指導されました。初診が平成二十三年六月なので、記録をつけ始めて四年以上経過しています。もともと日記を書いたりするのは続か

	月		火		水		木		金		土		日	
	/	気分	/	気分	/	気分	/	気分	/	気分	/	気分	/	気分
5:00														
7:00														
9:00														
11:00														
13:00														
15:00														
17:00														
19:00														
21:00														
23:00														
1:00														
3:00														

図1　生活リズムチェック表

ない性格なので、毎日記録しなければいけないというのはとても面倒な作業でした。記録をつけ始めた頃は受診日の前日に二週間分をまとめて書いてしまったこともありました。それでも地道に続けていくにつれ、生活リズムチェック表の効果を徐々に実感できるようになってきたのです。何がきっかけで、どのような経過で、うつ状態や躁状態になっていくのかを把握できるようになりました。生活リズムチェック表をつけなくてもうつ状態や躁状態になっているのはわかるのですが、気がついたらすでにそういう状態になっていたというように後になって気づくことが多々ありました。生活リズムチェック表によって、意識的に自分の状態を観察しリアルタイムで把握することができるようになりました。ラピッドサイクラーなので短期的な気分変動がありますが、いち早く対処することで大きく調子を崩さなくて済むようになりました。また年単位で記録を続けていくと長期的な気分のサイクルがある程度一定していることもわかりました。事前に予測することで気分変動に対応できるようになりました。生活リズムチェック表を使って自分の状態を可視化することで、以前に比べて格段に双極性障がいをコントロールできるようになったのです。

生活リズムチェック表の難点は毎日記録していくのが面倒なことです。私は神経質な性格なのでついつい細かく正確に記録しようとしてしまいました。あまり神経質になってしまうと記録をつけるために毎日を過ごすような感覚になってしまいストレスになってしまいました。それでは本末転倒です。

毎日記録していくためのコツは、神経質になりすぎないことです。必要最小限の事項を少し大雑把かなと思うくらいに記録していくのがよいと思います。

また日々のルーチンワークにしてしまうことです。私は朝と夜、薬を飲んだ後に書くようにしています。上手に日常生活に溶け込ませてしまえば苦ではなくなってきます。こういう感覚になれるまでには一年くらいかかるかもしれません。しかし時間をかけた分だけの効果はあります。

具体的に、私の生活リズムチェック表のつけ方をご紹介します。

生活リズムチェック表には、まず起床、服薬、食事、どのように過ごしたか（外出したか家にいたか）、入浴、消灯の時間を記録します。これらを記録することで自分の生活リズムがわかるだけではなく他にもメリットがあります。服薬を忘れずに済むようになりました。また私は夜に入浴しないことが調子を崩すきっかけの一つなのですが、この記録のために入浴しようという気持ちになれたりもします。

生活リズムチェック表をつけることは自分の体調の波を把握するためだけでなく、自分の調子を安定させる助けにもなっています。

私は受診のとき生活リズムチェック表を主治医に見せます。しかしたとえ主治医でも自分のプライベートを知られたくないこともあります。私は具体的に何をしていたかということを書きません。また外出したときは何をしたかではなくどこへ出かけたかを書くことにしています。

気分状態の書き方は次の通りです。

基本的に朝、昼、晩の三回の時点で記録します。0を安定状態としています。マイナスになっていくほどうつ状態がひどいことを表し、−5が最大です。プラスになっていくにつれ躁状態が激しくなっていることを表し、最大が+5です。またイライラの状態は「±」で表現しています。

気分状態は目で見えるものではないので主観的に捉えるのは難しいです。あまり細かく考えずにざっくり決めるのがよいと思います。私は前日の気分状態と比べながら数値を決めています。

毎日記録しておかないと継続した気分の変動を把握することができなくなってしまいます。生活リズムチェック表は毎日記録することが大切です。

何かの出来事があり、急に気分が変化することは誰にでもあると思います。そういう場合は、その時点での気分状態と原因を必ず記録するようにします。記録を続けていて気がついたことなのですが、瞬間的な気分変動が大きく調子を崩してしまうきっかけになるようです。こういうときにはすぐに何らかの対策をとらなければなりません。その対策も併せて記録しておくとよいです。後々その対策が有効だったかどうかも確認することができるので今後の役に立ちます。

私は、+1、−1の変動は気にしません。なんとなくという感じで数値をつけています。この程度の気分変動は、双極性障がいのあるなしにかかわらず誰にでもあるものとして捉えています。あまり些細な変動を気にしすぎないことです。神経質になりすぎると逆にそれがストレスになります。

+2、−2になると多少気にするようにしています。少し気分の揺れがあるということを意識するだけでも安定した状態に戻ることができたりします。

+3、−3は注意しなくてはならない状態です。この段階における対策が一番重要だと思っています。この段階なら自分の力で安定状態に戻すことができます。有効な対策を見つけておくことが大切です。

+4、−4は深刻な状態です。残念ながら今でも年に二度くらいはこの状態に陥ってしまいます。この状態になると自分一人の力では安定状態に戻すことが難しくなってきます。こういうときにサポートしてくれる人を見つけておくことが大切です。今のところ私には二人います。そういう人がいてくれると思うだけで気が楽になることもあります。この状態になる前に安定状態へ戻していくのが今の私の課題です。

+5、−5は危険な状態を想定しています。過去に数回ありました。自分ではどうすることもできない状態です。場合によっては入院が必要なレベルです。幸運にも生活リズムチェック表をつけ始めてからは、この状態に至ることなく過ごせています。

私は生活リズムチェック表を手書きすることにしています。気分状態を正確に数値化しようとしてもあくまで主観的なものになってしまいます。気がつかないうちに実際の気分状態と数値がかけ離れていってしまう可能性があります。そこで役に立つのが手書きです。

私は気分状態が文字に現れやすい方なのかもしれません。もともとあまり字がきれいな方ではありませんが、気分が安定しているときは丁寧に文字を書けます。躁状態になっていくにつれ、筆圧が強くなり文字も大きくなります。うつ状態になるといかにも調子の悪そうな弱々しい文字になってしまいます。手書きの文字は気分状態を確認するよい指標になります。パソコンやスマホを使って記録することも可能ですが、その場合このようなことは読み取れません。

気分状態が悪くなると記録することができなくなってしまいます。そういうときは無理に書かなくてもよいことにしています。「書けないこと＝気分状態の悪化」と捉えています。

生活リズムチェック表をつけることで私は躁状態、うつ状態になる前兆としていらいらすることがわかりました。いらいらにいかに早く気づき治めていくかがポイントになるということがわかりました。いらいらは「±」で表現しています。

また記録することで、自分で気づかなかった躁とうつのきっかけや注意サインを知ることができました。双極性障がいをコントロールするためには自分自身のことを客観的に捉えることが大切だと実感しました。

ちなみにこの表は障がいの有無にかかわらず体調をコントロールするのに役立つかと思います。ご興味のある方はぜひ一度試してみてください。

基本的に生活リズムチェック表は自分が見てわかれば十分です。誰かのために記録するものではありません。自分の気分を安定させるために記録するのです。記録をつけていくのは面倒な作業ですが、自分の障がいに責任を持つために必要なことです。障がいを受け入れることができたからこそ続けられているのだと思います。

心理社会的療法もたくさんの種類があります。すべての人に合った薬がないのと同じように、心理社会的療法もすべての人に合うとは思いません。治療法によってはストレスが増してしまい逆効果になってしまうこともあるかもしれません。

大切なのは自分に合った治療法を見つけ出すことです。そのためにはどのような治療法があるかを知っておくことが必要です。いろいろな治療法のエッセンスを取り入れて、自分にとって最適な治療法を実践していきたいです。

第四章　上手につき合っていくコツ

一．注意サインと対処法

あなたは自分が調子を崩すきっかけを知っていますか？

双極性障がいに限らず精神疾患全般にいえることですが、調子を崩すきっかけとなる注意サインを知っておくことは自分の調子を保つために大切なことです。双極性障がいにおいては、躁うつの波が小さいうちに対処しておくと安定状態を保つことが容易になります。気分変動のかすかなサインを見つけるくせを身につけておくとよいかもしれません。

生活リズムチェック表は注意サインを見つけるのにも役立ちます。毎日記録することで自分の気分変動に対する意識が高まり、かすかな注意サインを見つけられるようになります。

注意サインは感覚的なものではなく、具体的あるいは客観的にわかることを挙げておくとよいです。感覚的なものだと自覚するのが遅れてしまい、見逃してしまうことが多くなります。

心理教育などでは、注意サインはできるだけたくさん見つけておき、対処法（コーピング）もたくさん見つけておく方がよいと言われました。しかしあまりたくさんの注意サインを挙げてしまうと、日常生活を窮屈に感じてしまい逆にストレスになってしまいます。私はあえてたくさんの注意サインを挙げないようにしています。数は少なくとも、具体的で確実に自覚できる注意サインを把握しています。

双極性障がいにおいては躁状態、うつ状態それぞれに向かう注意サインを見つけていくことが大切です。

❖どちらになるかわからない注意サイン

いらいら

いらいらはもっとも重要視している注意サインです。

私の場合、躁とうつどちらに向かうかはわからないのですが、前兆としていらいらが現れます。何か嫌なことがあれば誰でもいらいらすることはあると思います。多くの人はしばらく時間が経つと平静をとり戻せるのではないでしょうか。私のいらいらは時間が経ってもなかなか消えてくれません。むしろ時間が経つにつれ余計いらいらが募ってしまうのです。

いらいらしていると普段は何でもないことでも気になってしまいます。感覚過敏にもなってしまいます。騒々しい場所や狭い場所にいるのが苦痛になります。周りの些細な音に対してもいらつくのです。

些細ないらいらを立て続けに三回感じたときは特に気をつけるようにしています。いらいらしているときは無意識に力が入ってしまい、舌に歯形が付いてしまいます。痛みを感じるだけではなく、鏡で見るとくっきりと跡がついています。それが感覚的ではない具体的ないらいらの注意サインです。

このような感じでいらいらしてしまったときはできるだけ早くバルネチールを飲みます。十五分くらいで脳が落ち着いてきます。落ち着きを取り戻したところで、いらいらの原因から物理的に離れます。そうするとうまくやり過ごすことができます。

バルネチールと水は必ず携帯しておくことにしています。いらいらしても対応策があると思うだけで安心できることもあります。不思議なことに、この安心感のおかげで些細なことでいらいらすることが少なくなったような気がします。もちろん薬自体の効果はありますが、プラセボ効果もあるのかもしれません。

ちなみに、いらいらしているときはなるべく余計なことをしゃべらないようにしています。いらいらしているときに話をしてしまうと、必ず良い結果になりません。より一層いらいらが募ってしまいます。せっかく築いた人間関係を崩してしまう恐れもあります。

いらいらが外に向いているときは躁の方向へ、自分の方に向いているときはうつの方向へ向かっているような気がします。

❖躁の注意サイン

言葉遣い

言葉遣いが悪くなるのは自分では気づきにくい躁の注意サインです。

躁状態になるにつれ言葉遣いが悪くなっていきます。もともとあまり言葉遣いがきれいな方ではないので意識的に気をつけています。しかし躁状態になってくると余裕がなくなってしまい本性が出てしまうのかもしれません。最近は急激な躁転をすることはなくなっています。徐々に躁へ向かうので言葉遣いもだんだん悪くなっていくようです。このことに気づかなかった頃は、言葉遣いによって人間関係を悪化させてしまったことが度々ありました。口は禍の元です。

言葉遣いが悪くなってきていることを知るためには、普段から接している人に客観的に指摘してもらうようお願いしておくのがよいと思います。躁になりかけの頃に指摘してもらえると自分でも認めることができるので、対策を立てることができます。躁状態が進んでしまうと認めることさえできなくなってしまう恐れがあります。

誰かと一緒に住んでいるなら、ぜひその人に指摘してもらうようお願いしておくのがよいでしょう。しかし私を含め一人暮らしをしている場合、何らかの工夫が必要になります。私はインターネット電話サービスのスカイプを利用しています。ほぼ毎日スカイプをしている友人に指摘してもらうようお願いしています。注意サインに気づくためには、客観的に判断してくれる人がとても大切です。

言葉遣いが悪くなってきたときの対策は、なるべく人と接しないことです。人と接する時間を少なくすることで脳への刺激を抑えられます。人と接すると大なり小なり脳が興奮します。双極性障がいの人の場合、特にこういう刺激に敏感なのかもしれません。対人関係での刺激を避けることで脳がクールダウンします。できることなら落ち着くまで何日か誰とも接しない時間を作ることができればよいのですが、なかなかそういう訳にはいきません。言葉遣いの悪さに気がついたときはなるべくプライベートの予定を入れないようにします。意図的に一人で過ごす時間を作ります。

人と接しすぎると躁状態へ向かっていきます。逆に、人と接することが少なくなるとうつ気分が増してしまいます。人と接する時間を意図的に調整することで、双極性障がいをコントロールできることを実感しています。対人関係社会リズム療法（ＩＰＳＲＴ）を勉強していく中で学んだ「人から受ける刺激」に気を配ることの重要性を実感しています。

お金の使い方

お金の使い方が荒くなるのは躁の注意サインです。躁状態が進んでしまうとお金を使うのが当たり前だという感覚になってしまうのでなるべく早く気づくのが大切です。

私のよくあるパターンは、理由もなく外食することが多くなったり、家にストックがあるにもかかわらず日用品や雑貨を余計に買ってしまったりすることです。またインターネット通販のAmazonをよく利用するのですが、本当に必要かどうかをあまり考えずに即断で購入してしまいます。大きな買い物も欲しいと思ったら後先考えずにその場で購入してしまうこともありました。

自分が双極性障がいだと知る前は、このような衝動はもともとの性質によるものだと思っていました。普段はわりと質素な生活をしているのですが、突然お金の使い方が荒くなってしまうのです。後になって、なぜそういう使い方をしてしまったのか自分でも理解できないことが多々ありました。双極性障がいが原因だったことがわかり、自分自身に対する謎が解けたようで安心しました。

この注意サインを見逃さないために金銭管理を徹底するようにしています。具体的には以下の通りです。

まず、一カ月に使うお金の額を決めておき金庫の中に現金で保管します。そこから家賃、光熱費、通信費などの固定費を差し引いて生活費に充てるお金を一週間単位で分けておきます。基本的に一週間の生活をそのお金でやり繰りするようにします。もちろん、交際費や交通費などをはじめ急な出費が必要になることもあります。そのときは生活費以外に用意しておいたお金を必要な分だけその都度支出するようにしています。なるべく領収証やレシートなどは保管しておき、一週間ごとに支出を見直し、お金の使い方が荒くなっていないかを確認するようにします。このようにすることで躁状態になっていないかを自覚することができます。自分の気分状態を感覚的に把握することは難しいのですが、目に見える形にしておくと自覚しやすいです。

クレジットカードは持つのをやめました。クレジットカードがあると衝動的に買い物をしたくなったときにすぐに買うことができてしまうからです。欲しいものができても即決せず、少し時間をおいて考えられるようになりました。ちなみにAmazonではコンビニ払いを利用しています。クレジットカードはとても便利ですが、双極性障がいのある私にとっては危険なものです。

このような対策により必要なときに必要なものを買うことができるようになりました。躁状態の注意サインとしてだけではなく経済的な面でも役に立っています。

しかしあまり厳しく管理しすぎると、なるべくお金を使わない生活をしてしまうことがあります。私にとって節約しすぎるようになるのはうつの注意サインのような気がします。使うべきお金を使わないのは抑うつ状態の表れの一つだと思っています。また、節約を考えるとまず食費を抑えようとします。炭水化物中心の食生活は本当に安上がりなのですが、体重増加の副作用を助長してしまい健康的にもよくありません。

食事や人との付き合いは気分を安定させるために大切な要素だと思っています。一週間で使うお金はその週で使い切るように心がけています。使い過ぎずけちり過ぎないお金の使い方ができているときは自分の気分状態が安定していることに気づきました。何事もバランスが大切です。

余談ですが、決めた範囲内でなら無駄遣いもします。無駄遣いを目的にお金を使うことは悪いことではありません。意味のあることだけしかしないという人生は味気ないと思います。

青い手帳

手帳が青くなってくるのも躁の注意サインです。手帳は一カ月を見開きで確認できるものを使い、青いペンでスケジュールを書き込んでいます。調子がよいときはいろいろと予定を入れるようになります。何かをやっていた方が気分的に充実するので、ある程度予定がある方が好ましいのは確かです。しかし過活動は躁状態へ向かっていることを示しています。手帳の青さで視覚的に過活動を確認することができます。手帳の埋まり具合で気分を客観的に判断することができます。自分の調子を行動量でも判断するようにしています。

行動量を意識しながら手帳を眺めていくことで自分に適した忙しさがわかってきます。自分が無理せずこなせる行動量がわかるようになり、あらかじめ余裕をもったスケジュールを組むことができるようになりました。スケジュールを詰め過ぎず空けすぎず、ちょうどよい忙しさにすると気分が安定することがわかりました。ちなみに、予定がなさ過ぎるとうつ状態になってしまう恐れがあるので気をつけなくてはなりません。

仕事のスケジュールを調整することはなかなか難しいのでプライベートの予定で調整することが多いです。しかし急な仕事を頼まれてしまうこともあります。そういうときはなるべく無理をせずお断りするようにしています。無理して引き受けても後々迷惑をかけてしまっては本末転倒です。

プライベートの用事はたとえしたいことでも我慢します。すぐにやらなくてはならないこと以外は意識的にしないようにします。もったいないという気持ちもありますが、お金を払っていた勉強会や研修会やイベントにも行かないようにします。また友人との約束もキャンセルすることがあります。そんなことをすると信頼を失ってしまうかもしれませんが、自分の状態を安定させるためには仕方ないと諦めます。そういうときはなるべく早く事情を説明してキャンセルします。障がいのことを理解してくれる友人たちは快く受け入れてくれるので助かっています。障がいを隠してのつき合いはしない方がいいのかなと思っています。

一人でいる時間を多くとることで躁状態は収まってきます。双極性障がいにおいては、一人で過ごす時間自体が大切な用事だと認識しておくのがよいのかもしれません。

❖うつの注意サイン

身体的異常

風邪の症状が出たときはうつの注意サインです。熱は出ないのですが、倦怠感や頭痛などいかにも風邪の症状が出てしまいます。特にひどい寒気を感じるようになります。風邪ではなく自律神経の乱れなのかもしれません。おそらく多くの方も風邪を引いてしまえばうつっぽい気分になるでしょう。しかし風邪が治ってくれば気分も回復してくると思います。ところが私の場合、風邪の症状が出てしまうとずっと治らずうつ状態に陥ってしまいます。場合によっては数カ月にわたってうつ状態が続いてしまうのです。昔は風邪の引きはじめに病院へ行くことはあまりありませんでしたが、双極性障がいをコントロールしようと思うようになってからは、少しでも体調がおかしいと感じたときには迷わず病院に行くようにしています。

首が痛くなるのもうつの注意サインです。昔から姿勢が悪いからか、首が痛くなることが度々ありました。しかし一昨年、一カ月以上痛みが続きどんどん悪化していくので病院に行ったところ、頸椎椎間板ヘルニアであることがわかりました。そのときは首の痛みをきっかけに五カ月近くうつ状態が続いてしまいました。もっと早く病院へ行っていたら、そんなことにはならなかったと思います。それ以来、首に少しでも違和感を感じたらすぐにコルセットを巻くようにしています。これはとても効果があり一日もすれば痛みはなくなります。痛みがなくなると気分も回復します。この首の痛みは疲れているときや季節変わりに現れます。身体的なストレスがたまっているときに痛みが出てくるようです。

生活リズムチェック表をつけることで、早い段階で身体的異常に気づくことができるようになりました。また、年単位で記録していると調子を崩す時期がわかってくるので、症状が出る前に予防措置がとれるようになりました。

体調が悪くなるからうつ状態になるのか、うつ状態になるから体調が悪くなるのか、どちらが先なのかはわかりません。しかし脳と身体には密接な関係があることは間違いありません。気分や脳自体を意識的にコントロールするのは難しいことですが、体調は意図的に整えることができます。体調を整えることで避けることのできる気分変動はたくさんあるのではないかと思っています。身体的異常にいかに早く気づくかということがとても大切です。双極性障がいというのは脳の病気であると同時に、身体的な病気でもあるような気がします。

入浴したくない

あまりにも疲れていて入浴できないことは誰にでもあることだと思います。しかし私はそれほど疲れていないにもかかわらず、気分的に入浴したくないときがあります。「入浴できない」のではなく「入浴したくない」というところがポイントです。自分の意志で入浴したくないのです。そのときは間違いなく調子を崩しています。一日だけではなく二日連続で夜に入浴したくない気分になってしまうのはうつの注意サインです。

うつ状態のときには一日入浴しないと次の日も入浴するのが億劫になってしまいます。私は一年以上引きこもっていたときがありましたが、その頃は二週間に一度入浴できればよい方で、時には一カ月入浴しないこともありました。入浴しない日が続けば続くほど、うつ状態は悪化していくのを身をもって感じています。

実は入浴するとうつ気分が回復することが多いです。うつ状態のときほど入浴をした方がよいと思います。それはわかっていても、入りたくないときは入れないのが問題です。私は次のような工夫をしています。

どんな時間帯でも構わないので、少しでも気分が軽くなったときにお風呂に入るようにします。

また、うつ気分ながらもまだ外出できるときは、コンビニでもいいので一度外出してしまいます。そして帰ってきたら真っ直ぐお風呂場へ向かうと入浴できることがあります。室温を高くして身体を温めるとお風呂に入ることができるときもあります。湯船につからずシャワーだけでもよいのです。私は一人暮らしなのでシャワーで済ませることが多いです。

誰かと一緒に暮らしているならお風呂の準備をしてもらうとよいでしょう。一人暮らしだと自分で準備しなくてはならないということもあり、なおさら億劫になってしまうのかもしれません。

今のところ、対策として一番効果的なのは、友人に連絡をして励ましてもらうことです。そうすると入浴しようという気持ちになれるのです。入浴に限らず、一人で対処しきれないことでも少し誰かにサポートしてもらうと切り抜けられる場面は多々あります。サポートし合える関係を持っておくことは大切だと実感しています。

二．上手につき合うコツ

双極性障がいをコントロールするために薬物療法や心理社会的療法はとても大切です。しかしそれ以外にもちょっとした工夫によって、少しでも自分をよい状態に保つことができるのではないかと思っています。ここでは自分の経験を踏まえて、療法というよりも双極性障がいと上手につき合っていくためのコツについて書いていくことにします。

❖よい医師とは？

よい医師との出会いは双極性障がいと上手につき合うための大前提です。双極性障がいは完治するものではなく一生つき合っていかなくてはならない病気である以上、主治医とも長期にわたってつき合っていくことになるからです。

では「よい医師」とはどういう人のことを指すのでしょうか？

今までの主治医について触れながら自分にとっての「よい医師」について考えてみます。

私は今の主治医を含め四人の医師にかかってきました。最初の主治医はとても評判のよいクリニックの医師でした。評判がよい理由は患者の話を時間をかけて傾聴してくれる医師だったからです。人によって様々ですが、長い人だと一時間以上診察をしていました。話を聴いてもらうのはとてもうれしいことです。しかしそれは根本的な解決にはつながりません。また受診する側にとっては困った事態を引き起こします。朝六時に行ってもすでに長い行列ができていて、診察を受けることができるのはお昼前になってしまいました。診療開始の九時に行くと受診できるのは夕方になってしまうのでした。一日がかりで病院に行かなくてはならないのは大変なことです。

医師はカウンセラーではありません。むしろ短い時間で患者の状態を的確に把握できる医師がよい医師だと思います。ちなみに医師に対してカウンセリングを求める人も多いような気がします。患者側も医師とカウンセラーの役割をきちんと区別しておく必要があるのかもしれません。

二番目の主治医は初診の問診だけで統合失調症という診断を下した医師でした。引きこもっていたことと、監視されているような気がするという発言から統合失調症と判断したのだと思います。その後、調子がよくなったり悪くなったりを繰り返していたので、統合失調症ではないのではと尋ねたことがあったのですが聞き入れてもらえませんでした。双極性障がいを疑うことはありませんでした。一度自分が下した診断に疑いを持とうとしない医師はどうかと思います。余談ですが、後に斎藤環先生の講演に行ったとき、長く引きこもっていれば妄想や幻聴が出ることはありうるとおっしゃっていました。

また、この主治医は初診のときから何種類もの抗精神病薬を処方しました。カクテル処方が大好きなようでした。不調を訴えると薬を増やし、副作用が出ると言うと副作用止めを増やされました。こういう医師はやめた方がよいと思います。

三番目の主治医は、双極性障がいの可能性があるのではないかという話をしてもまったく聴く耳を持ってくれない医師でした。処方について口を出すのを嫌がる医師でした。私の疑問や質問に対して曖昧に回答することが多く、論理的に納得できないことが多かったです。治療方針に対して患者が口を出すのを嫌がる医師はやめた方がよいと思います。また診察室は暗く、医師はいつも疲れている様子でした。主治医との相性もさることながら、クリニックの雰囲気との相性も大切だと思います。

現在の主治医に初診を受ける際、紹介状とは別に、なぜ自分が双極性障がいだと思ったのかをまとめた文書を作成して持っていきました。具体的には今まで何度もうつを繰り返していること、本で読んだ双極性障がいの症状や経過が自分に当てはまっていることなどをまとめました。先生はその書類を丁寧に読んでくれました。いくつか質問を受けた後、双極性障がいの可能性が高いと判断してくれました。自分の考えをしっかり受け止めてもらい、論理的に納得がいくように説明をしてくれたことで信頼できる医師だと感じました。

今の主治医はどちらかというとドライな方です。通院を始めた頃、ひどいうつ状態に陥ったことがありました。あまりにも辛かったので感情的に症状を訴えたのですが、話をしている途中で遮られてしまいました。その代わり処方の組み立てについて熟考している様子でした。結果的に処方の変更が奏功し、うつ状態から脱することができました。話を遮られたとき私は悲しく嫌な気持ちになりました。しかし振り返って考えると、症状の辛さを訴えても状態が改善されることはなかったと思います。冷静に私の状態を観察し、的確な処方を組み立ててくれることでより信頼できるようになりました。

その一方で、処方について私の考えをしっかり聴き入れてくれ可能な範囲で対応してくれます。処方内容をはじめ積極的に自分の治療に関わらせてもらっています。

今までの主治医は必ず診断書に封をしていました。自分自身の情報を知ることができないことが腑に落ちませんでした。現在の主治医は封をせずに渡してくれます。「自分のために受診しているのだから自分の情報を知るのは当然です」と言ってくれた先生は初めてでした。情報を開示してくれるというのはうれしいことですし、信頼につながります。

アドヒアランスを大切にして的確に薬を処方してくれる医師が、私にとって「よい医師」です。

昨今、薬に頼らない精神科医療という風潮があります。たしかに薬を飲まずに安定した状態を維持できるのなら、それに越したことはありません。しかし身をもって薬の効果を実感している私にとって薬物療法は欠かせません。何よりもまず、医師は的確な薬物療法を行えることが大前提ではないかと思っています。

最初から自分に合った医師に出会うことは難しいかもしれません。よい医師に出会えるかどうかはある程度運もあるかと思います。周りの評判がよいとしても自分には合わないこともあるでしょう。医師も患者も人なのでどうしても相性があります。相性が合わないなら医師を変えてもよいのかもしれません。しかし、自分の主治医がよい医師かどうかを判断するときに気をつけなくてはいけないことがあります。自分の思い通りにならないからといって悪い医師だと決めつけない方がよいかもしれません。自分の考えをきちんと話すと同時に、医師の話にもしっかり耳を傾けましょう。自分の考えが無理な要求になっていないかを客観的に判断することも大切です。医師も自分もしっかり話をして、お互いが納得できる関係を持てるようになれるとよいのだと思います。些細なことですが、挨拶をしたり状態がよくなったときに感謝の気持ちを伝えたりすることを普段から心がけるようにしています。

❖受診のコツ

診察時間が短いと不満に思っていませんか？

診療時間が短いからよくない医師だと言う方に出会うことがあります。たしかに診察時間が短いと何となく物足りない気もします。しかし実際問題として、医師は多くの患者を受け持っているので、一人ひとりに対して診察時間を長く割くことができません。期待するのをやめましょう。こちら側が短時間でも効率的に診察を受けることができるように工夫するのがよいと思います。私は次のような流れで診察を受けています。

まず前回の診察から今日までの状態を伝えます。生活リズムチェック表を主治医に見てもらいながら補足的に口頭で説明します。わずかな時間で正確に状態の変化を伝えることができます。生活リズムチェック表は気分を安定させるためだけでなく、効率的に受診するのにも役立ちます。

次に自分の気になることを伝えます。気になることが特にないときは次へ進みます。質問項目は多くても三つ程度にしています。簡単なことなら口頭で伝えてしまうのですが少々複雑な質問をする場合はあらかじめメモをしておきます。複雑な内容を口頭だけで説明しようとすると正確に伝わらないこともあり、時間がかかってしまいます。

最後に今回の処方について話をします。大きく調子を崩していなければほとんど処方内容を変えることはありません。私はなるべく薬の量を減らしたいと考えているので、薬を少なくできないかということを伝えることもあります。薬を減らすとすれば何をどの程度減らしたいかも併せて伝えるようにしています。

自分が主体となって治療に取り組むことを意識し、事前に準備しておけば短い時間でも納得のいく受診ができるのです。

❖プラセボ効果

プラセボ効果とは偽薬の服用で身体に変化が生じることをいいます。

頭痛のときに薬と言われて小麦粉を飲んだら治ってしまったと聞いたことがあります。子どもの頃、風邪を引いたときに病院に行くだけで気持ちがずいぶん楽になったことを思い出します。プラセボ効果は自然治癒力を高めてくれるのかもしれません。

薬に関する講演会や勉強会などに参加すると、無作為化二重盲検プラセボ比較試験の結果を見ることがあります。無作為化二重盲検プラセボ比較試験というのは、プラセボ効果を除去するために医師にも患者にも本当の薬か偽薬かをわからないようにして治験を進める方法です。多い少ないは別としてプラセボ効果がまったくないという結果を見たことがありません。もしかしたらプラセボ効果自体が治療に役に立つのではないかと考えることがあります。

私の飲んでいる薬の中には作用機序がはっきりわからないものの、経験的に有効だとされている薬があります。もちろん薬自体の効果は否定しません。双極性障がいを安定させるために薬は欠かすことができないと思っています。しかしプラセボ効果によって薬の量を少なくすることができるかもしれないと考えたりします。この薬は自分に効くと思い込むことによって薬のよい作用をより強め副作用を低減できるような気がします。

プラセボ効果を高めるためには治療や主治医に対しての信頼感や薬が効くという期待感を持てることが大切だと思います。主治医のことを信頼できると「この先生の処方だからきっと効くだろう」と思えるようになります。調子を崩したときも「この先生が処方を変更してくれたのだからきっと今の状況を乗り越えることができる」と思うことができれば、安心感につながり調子を取り戻せることもあるかと思います。

主治医を信頼できなければ「この薬を飲んだとしてもどうせ状態は回復しないだろう。副作用が強くて辛いだけだし、飲むのを止めたい」と思ってしまうかもしれません。私自身そういうことが度々ありました。

そういう意味でも主治医との信頼関係を持つのは大切なのだと思います。

うつ病の治療においてプラセボ効果は相当なものであるという研究結果もあるようです。プラセボ効果によって状態を安定させることができたとしたら、薬による身体への負担がかからなくなるのかなと思います。

❖睡眠時間のコントロール

私の睡眠時間は躁状態では短くなりうつ状態では長くなります。気分が変動することによって睡眠時間が変わります。気分と睡眠はとても深く関係しています。気分自体をコントロールするのは難しいことです。しかし睡眠時間のコントロールはある程度可能だと思っています。睡眠時間をコントロールすることで、気分変動をコントロールできるということに気がつきました。躁状態のときは睡眠時間を長くし、うつ状態のときは睡眠時間を短くするような工夫をします。

躁状態のときには意識して夜に怠惰な生活を送ります。食事量を多くします。入浴もせず歯も磨かずに横になってしまうのです（もちろん朝にしっかり入浴します）。こうすると意外と長く眠ることができます。次の日の朝には気分も落ち着いている感じがします。

うつ状態のときは反対の行動をとります。夜の食事量を少なくし必ず入浴します。そうすると目覚めがよくなります。

躁状態ではうつ状態のときを、うつ状態では躁状態のときを意識して生活すると安定状態を保てるようです。

双極性障がいには徹夜は厳禁だといわれています。生活リズムを整えることで躁うつの波も安定するということは間違いありません。躁状態で徹夜をすることはとても危険です。躁をよりひどいものにします。しかし深刻なうつ状態のときには徹夜を考えてみてもよいかもしれません。いくら頑張って生活リズムを安定させていても、大きなうつの波がやってきてしまうことはあります。これは双極性障がいの当事者でないとわからないでしょう。

私はうつ状態のときは過眠になります。十二時間寝ても足りません。過眠は疲れをとるどころかより一層の疲労感をもたらします。そしてまた過眠になってしまうという悪循環になってしまうのです。過眠はうつ状態を悪化させるということを経験的に知っています。その悪循環を断つために徹夜をするのです。一時的かもしれませんがうつ状態は改善されます。ちなみに断眠療法というのもあるようです。

うつを和らげる薬もあるかもしれませんが、私はそれを飲んでしまうと次の日の日中までだるさや眠気が続いてしまいます。悪循環から逃れられなくなってしまうのです。うつ状態がひどいときに仕事を休めたりするのなら状態がよくなってくるまで過眠の生活でもよいのかもしれません。しかし仕事をしていたりすればそういうわけにはいきません。できるだけ早く生活リズムを安定させなくてはなりません。法律を勉強している方にはお馴染みの言葉かと思いますが「原則あれば例外あり」です。

ただし気をつけなくてはならないことがあります。徹夜をすることでうつ状態が改善する可能性はありますが、急激に躁転してしまうこともあるということです。私はこの危険性をあらかじめ意識して徹夜をすることにしています。徹夜の次の日はナチュラルハイといいますか、気分が上がってしまうかもしれません。そこをいかに抑えるかが大切です。次の日は最小限の行動しかしないようにしています。徹夜を続けて行うことは絶対にしません。

徹夜は余程ひどいうつ状態に陥ったときにしかしません。生活リズムチェック表の気分状態でいえば−3〜−4の状態がしばらく続いてしまったときです。安易にするべきではなく、深刻なうつ状態から抜ける最終手段だということを忘れないようにしています。

なるべく薬に頼らず日常生活における行動を工夫することで睡眠時間をコントロールしていくことを大切にしています。

❖気分状態の把握

何度も繰り返していますが、双極性障がいにおいて自分の気分状態を把握しておくことは大切です。自覚するのが早ければ早いほどうつ状態、躁状態、どちらに傾いてきても早めに対処することができるようになります。

気分というのは主観的なものです。たとえ生活リズムチェック表をつけていても微かな変化に気づけないときもあります。自分だけでは見逃してしまうかもしれない微かな気分変動にどうやって気づくかということが大切です。気分状態を自分一人で完全に把握するというのは難しいことだと思います。自分をいくら客観的に捉えようとしても、そう考えること自体がすでに主観的だからです。

一番よいのは身近な人に教えてもらうことです。身近な人ならば、いつもと少し雰囲気が違うと気づいてもらうことが多いです。もし同居している人がいるなら、毎日自分がどう見えるかを言ってもらうようにお願いしておくとよいでしょう。外から見える自分の様子を伝えてもらうことは気分状態を把握するためにとても有効です。

一人暮らしの場合はどうしたらよいでしょう?

私はスカイプを使って毎日友人と話をするようにしています。相手は私が双極性障がいだということを知っています。私のことをよく知っているので、話をしている口調やトーンや口数で気分状態を察知し、気になることがあると冷静に伝えてくれます。自分だけでは把握しきれない気分変動にたびたび気づかせてもらっています。こういう人が一人でもいると心強いです。とても感謝しています。

また、一人で気分状態を把握するときには何か客観的な指標に頼るというのもよいかと思います。私はその日の気分状態を知りたいときは、眠る前に聴きたい音楽を思い浮かべてみます。気分が安定しているときはビル・エヴァンスの『ワルツ・フォー・デビイ(Waltz for Debby)』などが流れます。気分が上がり気味のときは渋さ知らズの『火男(ひょっとこ)』が思い浮かびます。うつ状態のときには音楽が流れてきません。人によっては観たい絵かもしれないし食べたいものかもしれません。

気分状態を把握する方法はいろいろあると思うので、ぜひ自分にとってわかりやすいものを見つけておくとよいでしょう。大切なのは、普段から自分の気分状態を把握しようという意識を持っておくことです。

❖食事

食事がうつ症状を引き起こす可能性があるといわれています。

「シュガーブルー」という言葉を聞いたことがある方もいるかもしれません。甘いものの摂り過ぎによってうつ症状が出てしまうということです。

糖質を摂りすぎることで血糖値が急激に上がります。それを抑制するためにすい臓から大量にインスリンが分泌されます。その結果、脳のエネルギー源であるブドウ糖が急激に減少し低血糖状態になってしまいます。それが不眠や情緒不安定などのうつ症状を引き起こしてしまうのです。

ちなみに糖質というのは甘いもの（砂糖や果糖）だけではなくでんぷんも含まれます。つまり米やパンやスナック菓子なども糖質です。特に白い米や白い小麦粉などの精製糖質はとても吸収が早く、体内の血糖値が急上昇してしまうということです。

タンパク質を摂らないと神経伝達物質のセロトニンが不足し、怒りやイライラといった感情をコントロールできなくなるといわれています。それがうつ症状の引き金になる可能性があります。また神経伝達物質をつくるためにはタンパク質だけでは足らず、ビタミンB群や鉄分などのミネラルも必要です。

ビタミンCもストレスに対して必要不可欠です。ご存じの通りビタミンCは生野菜や果物に多く含まれています。ビタミンCは体内に蓄積されにくく余分なものは体外に排出されてしまうので、継続的に補給しなくてはなりません。風邪を引いたときにはビタミンCを摂るようにするといわれますが、身体の免疫力とも大いに関係しています。

食事に気を遣うことでうつ状態になることを回避できるかもしれません。

詳細は『「うつ」は食べ物が原因だった！』（溝口徹、青春新書INTELLIGENCE、二〇〇九）などが参考になるのでご一読頂ければと思います。

日常生活において、甘いものも食べたいし食費の問題もあるので完全に理想的な食事を摂ることは難しいと思います。ただ食事とうつには関係があるという意識を持っておくことは大切です。気分を意識的にコントロールすることは難しいですが意識的に食事を選択することはできます。

私は米、パンなどは少なめにして豆腐や納豆を多めに食べています。おやつにはスナック菓子やチョコレートはなるべく避け、チーズや無調整豆乳を摂ることが多いです。卵もよく食べます。肉や魚や生野菜などは経済的にちょっと辛いときもありますが、調子を維持するための必要経費と考えられるようになりました。

ちなみに生野菜が高くて買うのが大変なときは冷凍野菜もいいと思います。一人で暮らしていると、せっかく生野菜を買っても食べ切れずに腐らせてしまうこともあります。冷凍野菜にもビタミンCは十分に含まれているそうです。しなびた生野菜よりも冷凍野菜の方がいいかもしれません。工夫をすれば安くても十分必要な栄養は摂れることを学びました。

調子を崩し始めたときにはまず食事を見直すように心がけています。そうすると調子を取り戻せることが多いです。もしかしたらプラセボ効果もあるのかもしれません。それでも病状を自分でコントロールしていると思えることは、病気とつき合っていく上で自信につながります。

薬は欠かせませんが、なるべく量は少なくしたいという自分に対する治療方針があることも関係しています。

私が注目しているのはオメガ3不飽和脂肪酸（DHA・EPA）です。疫学的調査やいくつかの論文において、うつ状態に効果があるといわれています。ただし、効果を発揮させるためにはいろいろな条件があるようです。

DHA・EPAには、現在のところ目立った副作用がなく、むしろがん抑制作用や動脈硬化、心筋梗塞の予防などにも効果があるそうです。高脂血症に対して効能があり、処方薬になっています。

リーマスやデパケンなどの気分安定薬はもともとてんかんに用いられる薬でした。経験的に双極性障がいにも有効であるということがわかり、気分安定薬として適応を受けたということです。

DHA・EPAもそのようになっていけばと思います。

副作用がなくうつ状態を改善してくれるとしたら、とても喜ばしいことです。

私は意識的に魚を食べるようにしたり、サプリメントを飲んだりしています。プラセボ効果という面もあるのかもしれませんが、うつ状態の程度が軽減したような気がします。

❖うつに効くカフェ

うつ気分になると外出するのが億劫になります。人と話すのを疎ましく思うようになります。しかしよくよく考えてみると、一人でいるからうつがひどくなることもあると気がつきました。一人で過ごすことが好きな方もいるかもしれませんが、私は一人でいる時間が長すぎるとうつっぽくなります。

そういうときはカフェに行くようにしています。友人と一緒に行き少しでも話をするとだいぶうつ気分が和らぎます。一人だとしてもカフェにいる知らない人たちに癒されるところもあるようです。話をしなくても人がいる中に身を置くだけで社会とつながっている感覚になれ、ほっとします。人と人の間にいるからこそ文字通り人間なのだなとつくづく思います。

私の長居を大目に見てくれる行きつけのドトールには感謝しています。

❖アルコール

双極性障がいに限らず、精神疾患にはアルコールが禁忌だといわれます。確かにそうかもしれません。しかし私のようなお酒好きにとって一生アルコールを飲んではいけないというのはかなり酷なことです。また日常生活を送っていればお酒を飲む機会は出てきます。仕事帰りに一杯飲みながら愚痴を言い合ったり、何かのイベントの打ち上げなどもあるでしょう。そういう機会は断りなさいと言われるかもしれません。しかしストレスを抱えたまま家に帰って過ごしたり、楽しい時間を過ごせるはずなのに参加できないことの方がストレスになってしまうような気がします。

私は時々お酒を飲みます。しかしルールを決めています。具体的には一回の飲み会で三杯まで、月に四度まで、家飲みは絶対にしないということです。今のところ調子を崩したことはありません。ただし、うつ状態のときには絶対アルコールを飲みません。私の経験上、残念ながらお酒を飲んでもうつ状態は治りません。

精神疾患に限らず、一般に病気への対処として「～してはならない」と制限されることが多いです。医学的にはもっともなのかもしれません。しかしすべての制限を受け入れていては実社会でやっていけないところもあります。また制限によるストレスによって調子を崩しては元も子もありません。

大切なのは調子を保てるかどうかです。経験的に調子を保てるのであれば、あまり多くの制限にがんじがらめになる必要もないのかなと思います。もちろん自己責任だと認識しています。一生を通して双極性障がいと上手につき合っていくためには、安定状態を保てる範囲で適度な緩さを持っていてもよいのかもしれません。

❖季節変わりを上手に乗り越える

季節の変わり目はとても注意しています。昔から季節変わりに調子を崩すことはなんとなくわかっていました。生活リズムチェック表をつけていてより明確になりました。

具体的には梅雨入りから梅雨明け、九月初旬から冬至に調子を崩します。特に秋から冬の調子の悪さはまさに冬至をきっかけに回復していきます。調子を崩しても梅雨明けと冬至まで堪えれば調子を取り戻すことができるという希望を持つことで何とか踏ん張るようにしています。しかし、できるだけ調子を崩す度合いを少なくできるようになればそれに越したことはありません。

梅雨時期に注意しているのは首の痛みです。注意サインのところでも書いたように、梅雨の時期は頸椎椎間板ヘルニアが出てしまいます。微かな痛みが出たらすぐにコルセットを使います。そうすることで梅雨時期の調子の悪さはずいぶん楽になりました。

秋から冬における調子の悪さに対する対処法は、できるだけ環境を変化させないようにすることです。気をつけているのは温度です。秋になると寒暖の差が激しくなり急に寒くなることがあります。私は寒さをきっかけにうつ状態になってしまうことが多いのです。

夏から秋にかけて調子を崩す理由は日照時間の影響だと思っていました。たしかに日照時間も大いにかかわっています。しかし、生活リズムチェック表をつけていると、日照時間以上に温度の変化に影響を受けていることがわかりました。

身体を温めることでうつ気分が和らぎます。気分が落ちそうなときはなるべく身体を温めることにしています。

具体的な対策として室内の温度をなるべく一定に保つようにしています。秋から春にかけては二十三～二十五℃になるようにしています。暑さ寒さは体感温度である程度把握することができると思っていたのですが、意外と感覚は鈍いものです。秋にはつい薄着で寝てしまい、明け方に寒くて目が覚めることが度々ありました。それをきっかけに気分状態も崩れることが多いです。躁状態とうつ状態では同じ気温でも感じ方が違うことにも気がつきました。躁状態のときは暑く感じてしまい、うつ状態のときは寒いと感じてしまいます。客観的な指標として自宅に温度計は欠かせません。温度を一定に保つには電気代がかかりますが、双極性障がいをコントロールするための必要経費だと思っています。また、この時期は特に天気予報を見るようにしています。寒暖の差に対してあらかじめ心積もりしておくだけでもずいぶん違います。

気温の変化に応じて敏感に服装を変えています。夏から秋にかけては早めに厚着をするようにしています。この時期は涼しくなってきてもカフェなどは冷房のままのところが意外と多いです。冬から春にかけては急な衣替えはしないようにしています。私は特に足が冷えるのが苦手です。なるべく早い時期に靴下を暖かいものに変えたりスパッツを履くようにしています。ちなみに真冬には登山用品店で売っている極寒用の超厚手のメリノウールの靴下を履いています。メリノウールの靴下はおすすめです。

環境の変化に気をつけることが、気分を安定させるためにとても有効だということを実感しています。

❖気分が先か体調が先か？

うつ状態のときは決まって体調がよくありません。注意サインのところでも書いたのですが気分と体調は密接に関係していると思います。気分をコントロールすることは難しいですが体調を意識的に整えることは可能です。

私が意識しているのは腸です。腸は「第二の脳」ともいわれています。腸内では多くのセロトニンが作られるとのことです。ただし腸で作られたセロトニンがそのまま脳のセロトニンになるわけではないようです。しかし下痢や便秘などの大腸の不調は自律神経を介して脳のストレスになります。ストレスの悪循環が起きてしまうのです。

私は腸を整えるためにビオフェルミンと海藻（主にわかめ）を毎日摂るようにしています。続けているうちに腸内環境がとても安定しました。その結果、情緒的にもだいぶ安定した気がします。また私はもともと皮膚が弱いのですが、腸内環境が整うことで肌荒れも少なくなりました。うれしい限りです。肌荒れは気分が不安定になる注意サインの一つとして捉えています。

気分が不安定になるきっかけはすべてが障がいのせいではないということを実感しました。体調から来る気分変動と、双極性障がいから来る気分変動を切り分けて考えてみるのも大切だと思います。そのためにも意識的に体調を整えることが必要です。体調は悪くないのに気分が不安定になるとしたら、その不調は障がいから来るものでしょう。それがわかった上で対処法を見つける方が効果的です。

❖波に合わせた頑張り方

いくら気をつけていてもどうしてもコントロールしきれない気分の波はやって来てしまいます。うつ状態のときに無理をすると、その状態を長引かせてしまいます。また躁状態のとき勢いに乗ってやり過ぎてしまうと、その後にやってくるうつ状態がひどくなってしまうのです。双極性障がいの人が仕事を続けていくためには気分の波に合わせた頑張り方をすることが大切だと思います。

私はうつ状態のときにも安定状態のときと同じくらい頑張ろうとしてしまいました。躁状態のときにはうつ状態でできなかった分を取り戻そうと躍起になっていました。しかしこの行為は悪循環だったのです。それを繰り返している限りいつまで経っても気分を安定させることはできないということがわかりました。

安定しているときに自分ができる頑張りの基準を一〇〇％とします。うつ状態のときには六〇％に落ちてしまいます。それを無理をして一〇〇％まで持っていこうとすると、ますます調子が悪くなってしまうのです。うつ状態では六〇％できれば自分を認めてあげてよいのです。反対に、躁状態では二〇〇％できてしまうのですが、あえて一二〇％に抑えるようにすると私の場合ひどいうつ状態にならなくてすみます。

生活リズムチェック表によって自分の状態を客観的に把握しておくことで頑張り具合いを上手に調整することができるようになりました。こういう点でも生活リズムチェック表の効果を感じています。

双極性障がいと診断されてから、障がいと上手につき合うためにはなるべく頑張らないようにと言われたことがあります。たしかにそれは気が楽になるかもしれません。しかし言い換えれば、いろいろなことをあきらめなさいと言われているようで悲しい気持ちになりました。

今では双極性障がいがあるなりの頑張り方をすればよいと思えるようになりました。無理なく「頑張る」と言えるようになりました。物事に一生懸命取り組むというのは生き甲斐につながります。

❖感情を引き摺らない

双極性障がいでは気分を安定させることが大切です。気分と感情は密接につながっているので気分を安定させるために感情的にならないようにした方がよいと聞くことがあります。さらに精神障がい者が感情を出すことを状態の悪化だと見做す人さえいます。気分を安定させるためにできるだけ感情を揺さぶられる活動をしない方がよいと言われることもあります。そういう話を聞くたびに違和感を覚えます。

障がいのあるなしにかかわらず、感情を出すのは自然なことです。生きていれば喜怒哀楽はあります。うつ状態のきっかけになるから何事にもチャレンジしないようにするとか、躁状態のきっかけになるから楽しいことやうれしいことに関わらないという生活は寂しいものです。たしかに悲しいことや辛いことはうつ状態のきっかけになるかもしれません。うれしいことや楽しいことをきっかけに躁状態になってしまうこともあるかもしれません（まれに葬式躁転というように悲しいことがきっかけで躁状態を引き起こすこともあります）。しかし、多量の抗精神病薬を飲んでいたときに経験したのですが、感情のない生活ほど寂しいものはありません。

それではどうしたらよいのでしょうか？　躁もうつも引き摺らないように工夫すればよいと思

います。ある出来事によって感情が揺さぶられること自体が問題ではなく、感情を長引かせてしまうことが気分変動に大きく影響してしまうということを経験的に学びました。

対人関係社会リズム療法（ＩＰＳＲＴ）では毎日同じ時間に人からの適度な刺激を受けていくことが大切だといわれています。この考え方と似ているところがあるかもしれません。何かをきっかけに感情が揺さぶられたとしても、意図的に感情を収めるような行動をとればよいと思います。ネガティブな感情だけではなくポジティブな感情もです。私は楽しいことやうれしいことがあった後には、なるべく早く一人で過ごす時間をとり気分を落ち着かせるようにします。人のいない静かなところで過ごします。バルネチールを服用して強制的に脳の過活動を抑えることも多々あります。悲しいことや辛いことがあったときには友人に話を聴いてもらうようにしています。嫌な出来事を人に話すことで気分がだいぶ楽になります。愚痴を言うことは大切です。もちろん一方的に愚痴ばかり言うのはよくないです。持ちつ持たれつの関係を持てることができればなと思っています。幸運にも私には気軽に愚痴を言える友人がいます。とても感謝しています。

感情を揺さぶるようなことを避ける人生はつまらないものです。私は楽しいことを楽しめて悲しいことを悲しいと思える生活をしていきたいのです。

❖WRAP

WRAP《ラップ》とはWellness Recovery Action Planの略で、日本語では「元気回復行動プラン」と訳されています。「いい感じの自分でいるために自分自身が作る行動プラン」といえます。アメリカで開発された生活の工夫に着目した自己管理法です。「自分のトリセツ（取扱い説明書）」と言われることもあるようです。WRAPの概要は**図2**をご参考ください。

WRAPではまず「元気に役立つ道具箱」の中に、いい感じの自分でいるための工夫を挙げていきます。私の場合でいえば、「友人とカフェでおしゃべりをする」とか「生活リズムチェック表を書く」などです。

そして自分が調子を崩しそうなときから深刻に調子を崩してしまっている段階までの自分の状態を挙げておきます。具体的に言えば「いらいらが治まらない」とか「言葉遣いが悪くなる」などです。

実際に調子を崩してしまったときに「元気に役立つ道具」で挙げておいた行動をすることで「いい感じの自分」の状態に戻していきます。

また自分では対応できないほどの危険な状態を挙げておきます。そのときに周りの信頼できる

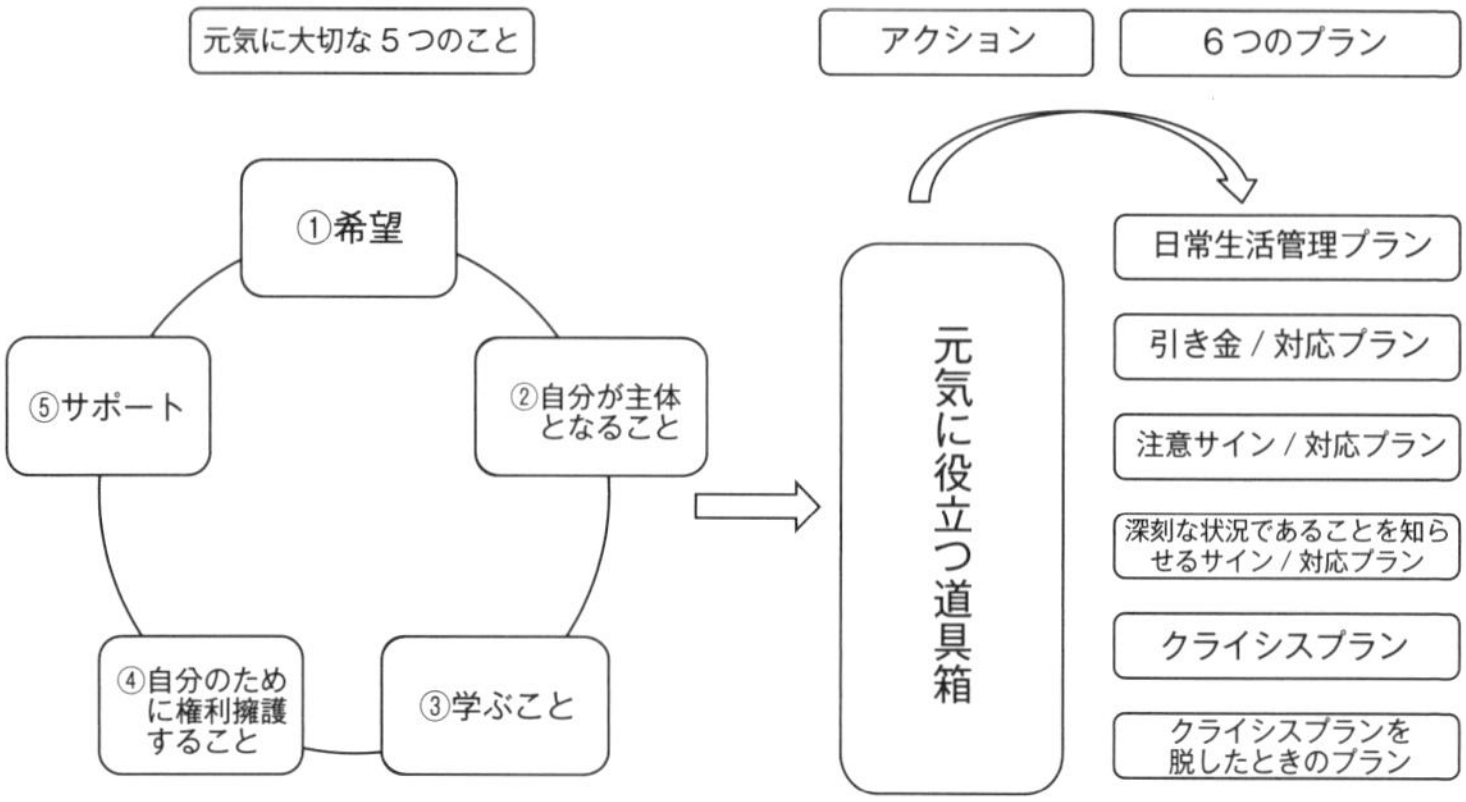

図２　WRAP の概要

人に、してもらいたいことを託しておくことができます。これを「クライシスプラン」といいます。さらにクライシスの状況を脱したことを周りに知ってもらうための行動もまとめておきます。

　あらかじめこのような行動プランを可視化しておくことで、自分の状態を意識して行動できるようになり、何かがあったときにはすぐに対処ができるようになります。その結果、自分をいい感じに保てるようになるのです。

　ＷＲＡＰの魅力的なところは、ただ単に行動プランを作るだけではないというところです。行動プランを作るにあたって「元気に大切な五つのこと」について考えておきます。これらを意識しながら行動プランを作ることでより効果的なＷＲＡＰを作ることができるのです。

WRAPはとても役に立ちました。私にとって薬は欠かすことができません。しかし日常生活における工夫によって障がいをコントロールすることもできるという考え方は新鮮でした。そして障がいがあっても自分らしく生きることができるということを実感させてくれました。

『元気回復行動プラン　WRAP　WELLNESS RECOVERY ACTION PLAN』（メアリー・エレン・コープランド、道具箱、二〇一三）という本がありますので、ご興味のある方はご一読ください。また現在では日本全国でWRAPクラスが開催されています。ご興味がある方はぜひ一度参加してみることをおすすめします。私も不定期ですがファシリテーターとしてWRAPクラスに携わっています。

❖ピアサポート

「精神障がい者ピアサポート」とは精神疾患を経験した人同士が、経験や状況を共有し支え合うことをいいます。

私はすべてを失ってしまったときに自分の人生をあきらめてしまいました。しかし時間の経過とともに障がいを受容できるようになりました。とは言うものの当時「こんな自分にもまだ何かできることがあるかもしれない」と思ってはいたのですが、具体的に何をすればよいのかまったく見当がつきませんでした。人とコミュニケーションをとりたいという気持ちと自分の体調を安定させるためにデイケアに通い始めたのですが、悶々とした日々を送っていました。

ある日、スタッフさんとのやりとりの中で「ピアサポート」のことを知りました。自分の経験がピアサポートに役立つのではないかと思ったのです。

それからピアサポートについて理解を深めるために、それに関連するイベントや講座に積極的に参加するようにしました。例えば特定非営利活動法人地域精神保健福祉機構（コンボ）が開催するリカバリー全国フォーラムやピアスタッフの集い、WRAPファシリテーター講座、一般社団法人日本メンタルヘルスピアサポート専門員研修機構が行っている精神障がい者ピアサポート専門員養成研修などです。そのような活動を通して、ピアサポートの中で自分を生かしていきたいという思いが強くなっていきました。

今では自分のリカバリーや障がいとのつき合い方について講演する機会も頂けるようになりました。精神障がい者ピアサポート専門員養成研修やピアスタッフの集いなどにも関わらせて頂いています。

日本でもピアサポートは浸透してきており、各地でピアサポートグループやセルフヘルプグループが活動しています。また日本双極性障害団体連合会（ノーチラス会）という双極性障がいに特化したＮＰＯ法人があります。私も会員になっており、とても役に立つ情報を頂いております。

二〇一四年十月に、「ピアサポートグループ在（ざい）」というグループを立ち上げ、横浜を中心に活動しています。「私たちは在りのままで、在るがままで十分に価値がある」という思いを込めて「在」と名づけました。現在、主な活動として毎月二回のピアミーティングを行っています。今後は、引きこもりの方や孤立している休職中の方のサポートなどもしていきたいと考えています。まだまだ小さな活動しかできていませんが、できることから少しずつ取り組んでいきたいです。在のホームページがありますので、ぜひ一度ご覧いただければ幸いです。（http://zai-psg.jimdo.com）

第五章　当事者インタビュー

この章では双極性障がいの当事者の方にインタビューをした内容を載せてあります。インタビュー内容は、双極性障がいと診断されるまで、双極性障がいの症状、診断を受けたときの気持ち、上手につき合っていくコツという四点にまとめました。お話を伺い同感できるところもあれば、はっと気づかされることもたくさんありました。

一．Aさんの場合

❖Aさんの現状

Aさんは四十代半ばのエンジニアです。六年程前から休職を三度繰り返しました。Aさんが双極性障がいⅡ型だと診断されたのは、三回目の休職時に通ったデイケアでのリワークプログラムを受けているときでした。現在は無事に復職し仕事を続けています。ちなみにAさんが服用している薬は、デパケン五〇〇mg／日、ベタナミン二〇mg／日、パキシル一二・五mg／日、レンドルミン〇・二五mg／日、レキソタン二mg、ルネスタ二mg／日ということです。

❖双極性障がいと診断されるまで

加藤：そろそろ復職されるというところですね。おめでとうございます。まず双極性障がいと診断されるまでの経緯を教えてもらえますか？

Ａ：六年程前から休職を三回繰り返しています。今回休職する前は一年半程度は普通に働いてました。ただその間に睡眠障害がありダウン寸前というのはありましたが、どうにかこうにか会社には行ってました。一番はじめにダウンする二、三年程から精神的に参っていたと思います。初めて病院に行ったのは最初の休職のときです。

加藤：子どもの頃や学生の頃に双極性障がいに関するようなエピソードはありましたか？

Ａ：ありませんでしたね。

加藤：初めて病院に行ったときは何と言われたんですか？

Ａ：不安障害と診断され様子を見ましょうと言われました。休職期間を通して少しよくなってきたから復職しようということになりましたが、結局また休職することになってしまいました。二回目の休職のときは持続性不安うつ病と診断されました。

加藤：今回、双極性障がいⅡ型と診断された経緯について教えてください。

Ａ：リワークプログラムの心理教育で行われた双極性障がいをテーマにしたグループミーティングのときです。そのときに僕が職場でやってしまったことなどを話しました。プログラムが終わったあとすぐにスタッフに呼ばれて、あなたは双極性障がいかもしれないので主治医に話してみた方がいいと言われたんです。そもそも僕がグループミーティングで話した内容、テンションが上がったり下がったりすることを主治医に話したことはあるかと聴かれました。あんまり話していないと答えたら、それを主治医に伝えてみた方がよいと言われました。それが双極性障がいⅡ型だと気づいたきっかけです。

加藤：そのことを主治医に伝えたときの反応はどうでしたか？

Ａ：そんなことないとかは言われませんでした。あっそうという感じで、とりあえずデパケンをお試しで飲んでみようかと言われました。そのときからデパケンを出してもらっています。

加藤：飲んでみて変わりましたか？

Ａ：波の振幅が収束しているという実感はあります。休職が前々回、前回と三回目なんですが、そのときはジェットコースターみたいにもう上がったり下がったりだったんです。あるときはものすごく調子がよくてやりたいこともいっぱい出てくるのですが、次の日になったら全然だめになっちゃったりすることがなくなりました。幅がフラットになったという感じです。

❖双極性障がいの症状

加藤：どんな症状を一番実感していますか？　先ほどジェットコースターのようだと言っていましたが具体的にどのような感じなんですか？

A　：過集中がひどくなり、業務の課題や研究テーマにのめり込んで仕事をしていました。家に帰っても寝る時間を削り仕事をやっていました。頭が回りっぱなしになって、眠っても夜中に飛び起きたりして調子を崩してしまうんです。

加藤：そういう姿を見て、周りの人たちがちょっとおかしいとか指摘することはありませんでしたか？

A　：ありませんでした。会社では変に結果を出しちゃったのでむしろ評価されてしまいました。それがよくなかったんでしょう。周りからすごいなとか言われて余計に頑張ってしまう。頑張っては調子を崩すの繰り返しでした。そういうときってぽこぽこっと遅刻したり休んでしまったりするんです。「大丈夫か？　あんまり無理するなよ」とか言われたりするんですけど「大丈夫です！」って答えて終わってしまうんです。でも一回目に休職して復帰した頃から明らかにおかしくなってきました。

加藤：おかしいというのはどんな感じだったんですか？

A　：躁状態になっているときに、薄々変だなっていうか、なんでこんなことしてるのかな？という感覚になるんです。すごくテンション高くやっていて地に足がついていない感じでした。成果自体は出ているんですけど、何かおかしいというか、変じゃないかなという感覚です。普通じゃなくなってるんだけど正常な判断は少しできているという感覚でした。研究の資料をたくさん作っているんですが、あとから見ると「そういえば作ったなあ」という感じで、読んでみてもあまり自分で書いた記憶がないんです。数式が書いてあり計算はしてあるんです。それ自体は合っているんですけど、なんでこういう考え方を思いついたのだろう？というようなところがいっぱいあるんです。だから復職してあまりにも覚えてないことが多いということに気がついて、いろんなものを書き残すようにしたんです。躁状態のときは自分の能力のリミッターが外れているんだと思います。どこかのリミッターを解除してその瞬間からアクセルをべた踏みしているんです。でも続かないじゃないですか。そしてまた休職したわけなんです。そのことをリワークプログラムで話したら、ラピッドサイクラーになってるって言われました。一年の間にそんなことをポンポン繰り返してたら壊れますよって言われました。

加藤：確かにそんなことを繰り返していたら身体がもちませんよね。ところで過集中というのは双極性障がいの症状という感じですか？

A：過集中とか根詰めるということはもともとあったんですが、病気になって薬を飲み始めてからひどくなった気がします。

加藤：薬物躁転という感じですか？

A：おそらく。仕事はしっかりする方でしたが、それほどテンション高く仕事に取り組んだことは今までなかったんです。薬のせいばかりにするつもりはないですけど、僕の中では抗うつ薬を飲み始めて変わったと思います。脳の回路が書き換わったというか、つながってるところが壊れて、違うつながり方をしてしまったような感じです。薬を飲み始める前までは何とか常識的なラインで収まっていたんですけど、抗うつ薬を飲むことでたがが外れた感覚がすごくあります。今までなかった症状がたくさん出るようになってしまいました。双極性障がいのせいかもしれないけど、抗うつ薬が原因というのは大きいと思います。薬によって自分がすごく変わってしまうということを実感しました。性格が変わったりとか興奮しちゃったりとか。薬ってものすごく効くんですね。こんな小さいの一個飲んでこんなになるのかみたいな感覚です。

❖診断を受けたときの気持ち

加藤：双極性障がいⅡ型だと言われてどんな気持ちでしたか?

A　：やっぱりそうだったかなという気持ちが強かったです。納得した感じでした。持続性不安うつ病という診断だったんですけど、周りの人を見て自分はうつ病の人とは違うという感じがしていました。

加藤：うつ病は性格的要因とか環境的要因というのが強いのですが、双極性障がいとか統合失調症は脳疾患的な側面が強いと聞いたことがあります。そういうこともあり、私は双極性障がいと診断されたときに結構ショックだったんです。Ａさんはショックとかを感じませんでしたか？

Ａ：感じませんでした。最初からただの病気だと思っているので、心がけが悪いからとか、性格が悪いからとか、激しくけがをしたとかではないと思っています。

加藤：双極性障がいⅡ型だとしても、まあ仕方がないなという感じだったんですか？

Ａ：そういうところはあるかもしれない。うつ病と双極性障がいは対策とか違うじゃないですか。今までやってたのはやめましょう。じゃあどうしたらいいの？って、僕はすぐ切り替えることができました。加藤忠史さんの本とかを読んでみると、人によっては受け入れるのに時間がかかってしまったり、認めたくないとか拒絶しちゃう人もいるっていうけど、僕は全然なかったです。

❖上手につき合っていくコツ

加藤：上手につき合っていくコツがあったら教えてください。

A　：僕の場合は、趣味とか好きなことにあまりのめり込まないように気をつけるということです。

加藤：のめり込み過ぎてるとか過集中してるっていうのは一つの注意サインなんですね。あとは何かあります？　どうやって症状を把握するかとか。

A　：会社に双極性障がいというのはこんな病気なんですよっていう文章を書いて出しました。それと自分の場合、こんな症状が出たときはまずいと思ってくださいということも文章にして伝えました。

加藤：過集中に入りすぎていくと自分で気づけなくなってしまうときがありますよね。可視化しておくことによって気づけるということはあります。ところで生活リズムチェック表はいつからつけはじめましたか？

A　：デイケアに来てからです。

加藤：僕は四年くらい書いていますけど最初はすごく面倒だったんです。なので適当にやってたり一週間分を一気に書いていたりしました。Aさんはいかがですか？

A：デイケアはある程度強制力があるので書かざるを得ないじゃないですか。会社からも面談するたびに出してって言われてるんで、今のところきちんと書いています。

加藤：復職されてからも続けられそうですか？

A：それは続けないとだめだろうなあという感じです。生活リズムチェック表は生涯書かなきゃいけないだろうと思います。それに毎日寝る時間を意識しなきゃいけないだろうと思っています。

加藤：生活リズムチェック表を記録することで効果はありますか？

A：それはありますね。リワークプログラムを受けていて最初の二カ月は調子が悪かったんです。途中で生活リズムを直せって言われてたんですよ。デイケアに来なくていい日は徹夜とかしてたんですけど、それを直したんです。そしたらやっぱり安定してくるというか。毎日それをやると身体に馴染んでくる感じがしました。二十二時くらいになるとだんだん眠くなってくるんです。寝つきもすごくよくなった。そういう意味で生活リズムって結構効果があると実感しています。

加藤：リワークプログラムで強制的に書かされていたけど効果を実感して、これからも続けていこうかなという感じですか？

A：そうですね。リワークプログラムが終わって、最近少し生活リズムが乱れてきちゃってるんで、直さなきゃって感じになっています。

加藤：私は出かけないで家にいると生活リズムが崩れたりするのが怖いのですが、Aさんはいかがですか？　これから復職されて、夏休みとかGWとかお正月とかの過ごし方をちょっと考えないといけないとか。

A：歳なんでしょうね。遊びに行ったりはあんまりないですが、放っておくと躁気味になってしまうんです。集中して何かやっちゃったりしがちなので、そこは意識していかないとだめなんだろうなと思ってます。繰り返しになっちゃうけど、たしかに朝と夜の寝る時間・起きる時間を揃えると、よく眠れて目覚めもいいってことに初めて気づきました。しかもあまり乱れない。二回目の休職のときもリワークプログラムに通ってましたけど、調子が良くなったり悪くなったり日替わりだったんです。その後もずっと日によってうつになったり躁になったりというのが結構あったんですけど、今はすごくフラットになってる気がします。復職が近づいてきてるので多少は緊張感があるけれど、今までだったら多分崩れていたと思います。そういうところでも効果を実感できています。それと薬を変えたっていうことも大きいと思います。

加藤：血中濃度を検査しながら、もうちょっとデパケンを増やしてみてもいいかもしれませんね。

A　：それもいいかもしれない。最初はお試しで少なめに出してもらっていました。今はちょっと増やしているんですがまだ足りないくらいなので、もう少し増やしてみるのもいいかと思っています。

加藤：きちんと薬を飲んで生活リズムチェック表をつければ問題なくいけるという感じですか？

A　：そうですね。血圧が高いって言われて血圧の薬を飲んでいるんです。六、七年くらいになります。そういう感覚でいいのかなと思います。「病気だったら生活リズムチェック表つけなきゃだめ」、それについてごちゃごちゃ言っても仕方がないと思っています。「もう人生だめだな」というところにいつまでも引っかかっていない方がいいです。

こういうことを割り切れるのが大切だと思います。

加藤：服薬と生活リズムチェック表の他には何かありますか？

A　：家族とか上司とか、逐一毎日見てくれてちょっと様子が変とか言ってもらえる人がいたら一番いいんでしょうね。

加藤：僕もそう思います。自分の感覚では知らないうちにずれているのに気づかないとかっていうときもありますし。ところで主治医との関係ってどうですか？　信頼していますか？

A　：最初から診てもらってるし、割とのんびりした感じの先生です。悪くはないですね。変えようとも思っていません。

加藤：馬が合うという感じですか？

A　：そうですね。薬のさじ加減とかも上手だったり。「じゃあちょっと試しにデパケン出してみようか？」とか、診断書の内容も「どうする？」みたいな感じで投げかけてくれるところがいいです。

加藤：今、診察はどのくらいの頻度ですか？

Ａ：二週間に一回で五分程度の診察です。その前にカウンセリングも受けています。

加藤：最後になりますが、今後どうやって双極性障がいとつき合っていこうと思っていますか？

Ａ：双極性障がいⅡ型という診断を受けてからいろいろ本を読んできました。双極性障がいは治療をやめると再発率がすごく高いんですよね。だから一生治療を続けなきゃいけないというのはあります。その辺がうつ病と違うと思います。私は入院するほどの躁状態にはなることがない代わりに、ぽこぽことうつ状態になるんです。それが問題だと思っています。生活リズムチェック表をつけるなどの対策をとることで再発しないようにやっていきたいと思っています。

加藤：貴重なお話、ありがとうございました。お互い上手に双極性障がいとつき合っていけるように頑張りましょう。うまく職場復帰できることをお祈りしています。

二．Bさんの場合

❖Bさんの現状

Bさんは三十代半ばの主婦です。二十代半ばにうつ病と診断されました。Bさんが双極性障がいと診断されたのは結婚をされた後のことでした。現在は主婦業の傍らパートとして働いています。ちなみにBさんは維持療法的にリーマスを二〇〇mg／日服用しています。また、睡眠時間が短くなってしまうときに頓服としてアモバンを服用しているとのことです。

❖双極性障がいと診断されるまで

加藤：双極性障がいと診断されるまでの経緯を教えてもらえますか？

Ｂ　：中学生の頃から自分はちょっとおかしいんじゃないかみたいな感じはありました。高校生の頃だったんですけど、友達に、最初ははしゃいでるけどその後いつも落ち込んでるよねみたいなことを言われました。そういう性格くらいに捉えてたので人に迷惑かけるわけではないですし、あまり気にしていませんでした。でもなんかおかしいなって感じはあったんですよね。友達に指摘されるほどのテンションっていうことなので。もしかしたらその頃にはもう症状が出てたのかもしれないです。

加藤：初めて精神科を受診したのはいつですか？

Ｂ：二十五歳の頃に寝られなくなって受診しました。自分では自律神経失調症だと思っていました。仕事で参ってて寝られないっていう原因がわかっていましたから。眠剤を出してもらえば治るかなって思っていました。でも最初の診断はうつ病でした。

加藤：うつ病と診断されたときにどう思いました？

Ｂ：うつ病は自殺に至るかもしれない恐ろしい病気みたいに書かれていたのですごく重く考えていました。「え、そんなに重いの？」って感じでいたんですけど、抗うつ薬とか飲んだら気分が上がってきたので、ああうつ病だったんだなみたいな感じでした。でも今思えば、抗うつ薬を飲んだせいで気分の波が激しくなってしまったと思います。薬による躁転が加わってしまったような気がします。

加藤：双極性障がいと診断されたきっかけはどんなものでしたか？

Ｂ：父が双極性障がいだと診断されたのがきっかけでした。私がうつ病と診断された後に父が精神科を受診して双極性障がいと診断されました。

加藤：自分の方がお父さんより後に診断されたということですか？

B　：そうですね。父が双極性障がいと診断されて、私もそうかも？って思ったんです。主治医からは最初は違うって否定されました。父親が典型的な双極性障がいと診断されたと言ったら、遺伝的なことも関係するからその可能性もあるかもしれないと言われました。

加藤：双極性障がいかもしれないってなったときに自分ではどう思いました？

B　：私から双極性障がいだと言っていましたから、ショックとかは感じませんでした。「じゃあ試しに双極の薬を出してみましょうか」って言われました。消極的ではあるけど、父親が双極性障がいだということを考慮してくれたようでした。「私としてはまだ確定診断はしかねるけど、一応はやってみましょう」という感じでした。

加藤：リーマスに変えて安定しましたか？

B　：一カ月くらい飲んで安定してきました。主治医にも「この薬が合ってたね」と言われました。薬が合ってるってことは双極性障がいなのかもしれないねと言われました。

加藤：確定診断を受けたのはいつだったんですか？

B　：三十代初めの頃です。双極性障がいと診断されるまでに約五年かかりました。

❖診断を受けたときの気持ち

加藤：先ほど言われたとおり、うつ病と双極性障がいって違うじゃないですか？　主治医から「双極性障がいだったね」と言われたときはどんな気持ちでしたか？

B　：症状が安定したので気持ちも落ち着きました。ただ双極性障がいの方がうつ病より厄介なんだなって後で知りました（笑）。うつ病は完治するけど双極性障がいは寛解という状態にしかならなくて、そんな簡単な病気ではないんだなと思いました。診断名としてはうつ病の方が人には言いやすいかなって思いました。でも自分の中ではやっと落ち着いたという気持ちでした。症状も落ち着いたし、薬もちゃんと効いてると実感できて安心しました。うつ病の薬をいつまで飲んでいても落ち着かなかったんじゃないかなって思いました。

加藤：結婚されていると伺っていますが、双極性障がいと診断されたのは結婚するより前ですか、後ですか？

Ｂ：後です。普通にうつ病の診断のまま結婚しました。

加藤：ご主人には双極性障がいと診断されたことは言ったんですか？

Ｂ：言いました。うつ病から双極性障がいに診断が変わったことに関しては驚きのようなことはありませんでした。夫としては症状が落ち着くのが一番ありがたいことなんで。何でもいいから合ってる薬を飲んだ方がいいし、嫁が寝てるより動いた方がいいじゃんって思っていたようでした（笑）。

加藤：自分としては双極性障がいだということを受け入れられましたか？

Ｂ：うつ病と診断されていたときは良くなったら薬はやめられると思ってたんですけど、双極性障がいだとしたら飲み続けるんだなと思いました。もともと薬が好きではないから嫌だなっていう気持ちはありました。でも抗うつ薬を飲んで躁とうつの悪循環を繰り返していたので双極性障がいって診断は重いけど、体調が安定したことの方が勝っていたという感じです。そういう意味では双極性障がいを受け入れられていたと思います。

❖双極性障がいの症状

加藤：双極性障がいによる症状ってどんなものがありましたか？

Ｂ：躁状態になると結構外でお酒を飲むようになります。本来は寝るのが好きなのに寝てる時間がもったいないみたいな感覚になります。それと、普段ほとんど高価な買い物はしないのに躁状態になるとつい買ってしまったりします。

加藤：例えばどんなものを買ってしまいましたか？

Ｂ：そうですね、百五十万くらいする着物を買っちゃいました。

加藤：すごい買い物でしたね。ところで、感覚的な症状などはありますか？

Ｂ：いわゆる、らんらんとした感じになります。ぱあっとなんかやれるっていう感じがあります。万能感じゃないけど世の中が全部明るくきらびやかに見えたりします。そんな感じだったので性的逸脱行為などもちょっとありました。そういう感じから始まるんですが、行動的になって疲れ始めてからいらいらが来るんです。寝不足も重なって余計にいらいらします。でも最近はいらいらが早い。いきなりいらいらし出すこともあって、気づくと夫に当たってることもありました。

加藤：うつ状態のときは？

B：一番ひどいときはほとんど寝てる状態。起きてるときも結構泣いてたりします。辛いことを思い出したりとか、一番ひどいときは希死念慮、死にたいって思うようになります。

加藤：実際行動に移してしまったことはあるんですか？

B：双極性障がいの診断がつく前に一度ありました。当時仕事をしていたのですが、抑うつ状態になり会社を二週間休んで、その後さらに二週間休みの希望を出したら首になったんです。そのときに、薬飲んでても仕事が続けられないんじゃ意味がないって思い抗うつ薬を飲むのをやめました。その直後に台風の海に沈みに行きました。

加藤：すごい行動的になるんだけど、いらいらしたり希死念慮が強く出てしまうという混合状態という感じでしたか？

B：そうですね。本当に衝動的でした。当時、一緒に暮らしてる男性もいたんですけど。留守の間に家でテレビの台風情報をぼーっと見ていたら行かなきゃみたいな気持ちになっちゃって。車で二時間かけて海の方まで行きました。

加藤：本当に行動に移してしまったのですか？

B　：そうです。でももともと泳ぎが得意な方で、しかも夏の海は暖かいということもあり大量に海水飲んで帰って来ました（笑）。それからは死にたいって思うことは何度もあったけど、行動に移したことは一度もないです。

加藤：生きていてくれてよかったです。

❖上手につき合っていくコツ

加藤：上手につき合っていくコツがあったら教えてください。例えば注意サインとかありますか？　僕の場合、いらいらすることが注意サインなんですが、そういうものってありますか？

B　：うーん、私の場合、いらいらしてるときは多分注意サインを超えてるんだろうなって思います。それと普段はそんなにきれい好きってほどでもないんですけど、躁状態になっていくと床に落ちている髪の毛とかが気になって掃除し出してしまいます。注意サインかもしれません。それは夫にも言われました。

加藤：ご主人から躁転しているの？とか、ちょっとうつ気味だよねとか言ってもらえたりするんですか？

B　：言ってほしいとは言ってるんですけど、夫はあんまり言わないです。「どう？　大丈夫？」って自分から聞くけど、「まだ大丈夫」って言われてしまいます。夫は基準が結構緩いのかな、自分の方が過敏なのかもしれません。でも何を見たら注意サインって思う？って聞いたら「すごい掃除してる姿」って答えてくれました。念入りに掃除をし出すことが躁状態の始まりだと夫は思ってるみたいです。

加藤：他にも注意サインがあったりすると思うんですけどいかがですか？

B　：デイケアに通っていたときにスタッフに、顔つきが変わるって言われました。どんな感じに？って聞いたら、はっきりとは表現しづらいけど、ちょっと目が鋭くなって険しくなるって言われました。主治医にも同じようなことを言われました。顔が険しいねって。自分でも鏡を見ると何となくわかります。普段と目つきが違うというのを自覚できます。そこまで攻撃的になってないし人に何か言ったりはしないけど、目つきは怖いんだろうなって思います。

加藤：今は、双極性障がいをコントロールできていると思いますか？

Ｂ　：しきれてはいないけど、寛解とは言っていいかなと思っています。

加藤：Ｂさんの基準だと寛解っていうのはどういう状態なんですか？

Ｂ　：日常生活を滞りなく行えるという感じです。具体的に言えば躁うつの波がひどいときは家事をやり過ぎるとか、できなくなり過ぎるとか、そういう些細なところでおかしくなってしまいます。

加藤：例えば掃除をやり過ぎてるなって自覚して、意識的にちょっと緩めるという感じですか？

Ｂ　：お酒を飲みに行き過ぎたらいけないとか、高いもの買ったらいけないって明らかにわかるんですけど、掃除をしていけないってことはないでしょ？　でも夫に言われて、あ、そうかって思いました。掃除のし過ぎは躁の注意サインだって気がつきました。最近逆にあまりやってないのですが（笑）。それと、躁の出方ってだんだん変わっていくのかなって思っています。最近は行動的になるよりも、人に攻撃的になりやすくなったりしてるかなって。自分の中に高揚感が出てくるというよりも、いらいらが先行しちゃってるのかもしれないって思います。

加藤：何か工夫してることってありますか？

B：規則正しい生活をしようとは心がけています。今よりもうちょっと規則正しく生活すればいいんだろうと思っています。でも睡眠時間が短くならないようにはしています。ただ、何時に寝るとかってあんまり決めないようにしています。眠剤を使ってまではしたくありません。今もほとんど眠剤は飲まないんです。私の場合、寝付きが悪いよりも早朝覚醒がひどくなって、二、三時間しか眠れないのが続くようだと眠剤を使うこともあります。六時間寝れていればよしとするという感じです。午前中寝ているときもあります。でも仕事が午後からだから大丈夫なんです。本当は夫に朝ごはん作るとかしなきゃいけないんだろうけど、ほとんど作っていません（笑）。お弁当作ってくれた方がうれしいと言われたことはあります。朝起きなくてもいいけど、行ってらっしゃいぐらいは言ってほしいなと言われたこともあります。最近は多分諦めたみたいです（笑）。生活リズムはもうちょっと改善できることもあるけど、あんまり、ああしなきゃいけないこうしなきゃいけないとか、これだから自分はダメだっていうと苦しくなってしまうので、わりとゆったり目に過ごした方がいいと思っています。

加藤：今の話を聞くと、症状を抑えるためにがっちりやらないようにしてるって感じですか？

Ｂ：あんまり気にし過ぎると、根が真面目なんで、それができなかったときが危ないんです。必ずやらなくてはって決めちゃうと、三日坊主になってしまったときの落ち込みが大きくなってしまいます。そうなってしまうと逆に危ないんです。ただ睡眠時間が短くなると調子を崩すっていうのはわかっているんで、最低六時間は確保したいと思っています。睡眠時間が短いといらいらの原因になりやすいからです。

加藤：睡眠時間が双極性障がいをコントロールするための大きなポイントなんですね。

Ｂ：そうですね。七、八時間眠れると結構すっきりします。六時間未満になるのがまずいっていう感じです。

加藤：逆に睡眠時間が長くなるっていうのはありますか？

Ｂ：寝過ぎるときはもううつ寄りになってるんで、それはそれでだめですね。

加藤：他にうつのサインとかってある？

Ｂ：あんまりないかもしれません。躁なしのうつが多分ないんで。躁状態になった後にうつになるので、上がらなければ下がらないかもしれないです。うつだけが先行するっていうのはあんまりないので、躁に気を配っておくという感じです。

加藤：躁状態でもうつ状態でもないフラットな状態についてお聴いてみたいのですが、Bさんはどんなイメージですか？

B：父親を見ていると、躁の状態がベストな状態って思ってるみたいです。「そのあとに絶対寝込むでしょ」って言ってるんですけど。躁が自分の安定状態だって思ってるみたいです。低くて安定してるのがいいんだよって言ってます。私は自分ではわりと低空飛行状態。父は私よりもっとうつがひどくて、うつを怖がってる可能性もありますよね。

加藤：僕もどちらかというとうつが怖いタイプです。僕の話になっちゃうけど、一般的に双極性障がいの人は自分がいい状態と感じているより、ちょっと低めの方がいいっていうでしょ？　でも、それって低めなんだもん、辛いじゃないですか。もうちょっと高いところのフラットでいいのかなと思っていますがどう思いますか？

B：きっと私はフラットの基準がちょっと高いのかもしれないです。多分私と加藤さんのフラットな状態の基準が違うんだと思います。私はフラットのときはうつっぽくはないから。うつだともっと動けなくなると思ってるので、気分が晴れやかではないけど普通に生活できる状態っていうのが、私にとってフラットで安定している状態です。

加藤：ありがとうございます。最後になりますが、今後どうやって双極性障がいとつき合っていこうと思っていますか？

Ｂ　：双極性障がいによって人に迷惑をかけないようにしていければと思っています。そのためにも、大きな波にならないように注意サインに早めに気づいて対処していきたいです。これからも上手に対応しながら、今のような状態を続けていけるようにしていきたいです。

加藤：貴重なお話ありがとうございました。お互い上手に双極性障がいとつき合っていきましょう。

おわりに

本書を書き終えるのに予定より大幅に時間がかかってしまいました。これだけ長い文章を書くことが初めてだったということもあります。同時に、まだまだ双極性障がいに振り回されてしまっているところもあるようです。うつ状態になると集中力が持たず、躁状態になると他に目が向いてしまい落ち着いて書くことができなくなってしまいました。双極性障がいを完全にコントロールするのは難しいことだと改めて実感しています。

一方で完全にコントロールする必要はないとも思うようになりました。寄りそいながら上手につき合っていこうという気持ちになれました。

本書を書き進めるうちに、ここまで自分のことをさらけ出すのを躊躇しました。胸を張って語れる人生ではありません。多くの方に迷惑をかけてしまい、たくさんの方を傷つけてしまいました。墓場まで持って行った方がいいのではと度々悩みました。しかし、今後どんな形であれピアサポートに携わっていきたいと考えています。自分の経験や感じたことが多くの方の一助になればと、本書を書き上げました。

双極性障がいがあっても悲観的にならないでください。上手につき合っていけば穏やかで楽しい人生を送ることができます。私もいろいろなことがありましたが、最期には生まれてきてよかったなと思えるように過ごしていきたいです。

執筆にあたりサポートしてくれた友人の宮本奈保さんには本当に感謝します。ありがとうございました。

最後になりますが、本書を書くことを勧めてくださった星和書店の石澤さん、編集を担当していただいた近藤さんをはじめ、本書のためにお力添えいただいたみなさまに、心より感謝申し上げます。

平成二十五年十二月、自室にて

参考文献

『「うつ」がいつまでも続くのは、なぜ?——双極Ⅱ型障害と軽微双極性障害を学ぶ』、ジム・フェルプス、星和書店、二〇一一年二月
『双極性障害——躁うつ病への対処と治療』、加藤忠史、筑摩書房、二〇〇九年一月
『困った性格の人とのつき合いかた——パーソナリティ障害を理解して自分を守る』、小羽俊士、すばる舎、二〇一三年一月
『季節性うつ病』、ノーマン・E・ローゼンタール、講談社現代新書、一九九二年五月
『はじめての認知療法』、大野裕、講談社現代新書、二〇一一年五月
『対人関係療法でなおす双極性障害』、水島広子、創元社、二〇一〇年七月
『「うつ」は食べ物が原因だった!』、溝口徹、青春新書INTELLIGENCE、二〇〇九年六月
『ノーチラスな人びと——双極性障がいの正しい理解を求めて』、鈴木映二、日本評論社、二〇一五年四月

『元気回復行動プラン　WRAP　WELLNESS RECOVERY ACTION PLAN』、メアリー・エレン・コープランド、道具箱、二〇一三年三月
『精神障がい者ピアサポート専門員養成のためのテキストガイド第三版』、精神障がい者ピアサポート専門員養成のためのテキストガイド編集委員会、一般社団法人障がい者福祉支援人材育成研究会、二〇一五年三月

著者紹介

加藤伸輔（かとう　しんすけ）

1975年生まれ。横浜市在住。

うつ病、統合失調症という診断を経て、双極性障がいと診断されるまでに13年を要した。その後、自身の障がいを受け入れてリカバリーの道を歩んでいる。

現在はピアサポートグループ在《ざい》（http://zai-psg.jimdo.com）の運営をはじめ、積極的にピアサポート活動に取り組む。

また自身の経験や体験に基づく講演活動なども行っている。

双極性障がい（躁うつ病）と共に生きる

病と上手につき合い幸せで楽しい人生をおくるコツ

2016年1月21日　初版第1刷発行

著　者　加藤伸輔

発行者　石澤雄司

発行所　株式会社 **星和書店**

〒168-0074　東京都杉並区上高井戸1-2-5

電話　03（3329）0031（営業部）／03（3329）0033（編集部）

FAX　03（5374）7186（営業部）／03（5374）7185（編集部）

http://www.seiwa-pb.co.jp

ISBN978-4-7911-0924-1